PSIQUIATRIA NUTRICIONAL

PSIQUIATRIA NUTRICIONAL

COORDENADORAS
Roberta Carbonari Muzy
Ana Paula Lopes Carvalho

manole
editora

Editora: Cristiana Gonzaga S. Corrêa
Projeto gráfico: Departamento Editorial da Editora Manole
Diagramação: Elisabeth Miyuki Fucuda
Ilustrações: Luargraf Serviços Gráficos
Capa: Departamento de Arte da Editora Manole
Imagem da capa: freepik.com

CIP-BRASIL. CATALOGAÇÃO NA PUBLICAÇÃO
SINDICATO NACIONAL DOS EDITORES DE LIVROS, RJ

P969

Psiquiatria nutricional / coordenadoras Roberta Carbonari Muzy, Ana Paula Lopes Carvalho. -1. ed. - Barueri [SP] : Manole, 2025.

Inclui bibliografia
ISBN 9786555769098

1. Nutrição. 2. Psiquiatria. 3. Transtornos nutricionais I. Muzy, Roberta Carbonari. II. Carvalho, Ana Paula Lopes.

CDD: 616.890659
25-96184 CDU: 616.89:613.2

Meri Gleice Rodrigues de Souza - Bibliotecária - CRB-7/6439

Edição – 2025

Editora Manole Ltda.
Alameda Rio Negro, 967 – cj. 717 – Alphaville
06454-000 – Barueri – SP – Brasil
Fone: (11) 4196-6000
www.manole.com.br | https://atendimento.manole.com.br/

Impresso no Brasil
Printed in Brazil

Dedicatória

Dedico este livro aos profissionais que encontraram na nutrição o desejo de ir além das dietas de emagrecimento. Fui inspirada, em minha trajetória de estudante, por esses profissionais que me apresentaram uma nutrição à qual senti orgulho de pertencer, desejo de contribuir e força para jamais desistir de levar minha voz como profissional para outros tantos.

Dedico às minhas filhas, Eduarda e Clara, que de forma paciente e com incondicional compreensão me assistiram estudar e escrever por horas aos fins de semana. Ao meu marido, que as acolheu quando me ausentei para esta missão e que apoia todos os meus projetos profissionais sem questionar.

À minha amiga Ana Paula Lopes Carvalho, que me apresentou à Psiquiatria do Estilo de Vida e que me decifra ao primeiro "oi" ao telefone. A ela sou eternamente grata pela amizade, cuidado e parceria de trabalho. E, por fim, aos meus pacientes, que me nutrem diariamente de motivação, é uma honra poder cuidar de vocês.

Roberta Carbonari Muzy

Para Theodoro, meu maior presente e inspiração. À minha família: pai e mãe, um agradecimento especial a vocês por tudo que fizeram e fazem por mim. À professora Felice Jacka, por sua infinita generosidade. E à minha amiga Roberta Carbonari, que pega na nossa mão e nos ajuda a evoluir na jornada rumo à realização dos nossos sonhos.

Ana Paula Lopes Carvalho

Coordenadoras

Roberta Carbonari Muzy
Nutricionista. Coordenadora de Pós-graduação em Nutrição, Comportamento Alimentar; Psiquiatria do Estilo de Vida e Psiquiatria Nutricional; Nutrição Clínica e Nutrição Esportiva. Pós-graduação *Lato Sensu* em Comportamento Alimentar, FG Faculdade Global. Mestrado Profissional em Nutrição: do Nascimento à Adolescência, pelo Centro Universitário São Camilo. Aprimorada em Transtornos Alimentares e Membro do *The Australian Centre for Eating Disorders* (ACFED). Autora de livros, capítulos e artigos em Psiquiatria Nutricional.

Ana Paula Lopes Carvalho
Médica Psiquiatra com certificação internacional em *Lifestyle Medicine* pelo *International Board of Lifestyle Medicine* e *American College of Lifestyle Medicine*. Pós-graduação em *Lifestyle Medicine* pela Harvard Medical School. Editora dos livros *Psiquiatria do Estilo de Vida – Guia Baseado em Evidências e Burnout na prática clínica*, ambos pela Editora Manole. Coordenadora da Pós-graduação em Psiquiatria Nutricional e do Estilo de Vida pela Plenitude Educação. Palestrante TEDx.

Autores

Ana Paula Lopes Carvalho
Médica Psiquiatra com certificação internacional em *Lifestyle Medicine* pelo *International Board of Lifestyle Medicine* e *American College of Lifestyle Medicine*. Pós-graduação em *Lifestyle Medicine* pela Harvard Medical School. Editora dos livros *Psiquiatria do Estilo de Vida – Guia Baseado em Evidências* e *Burnout na prática clínica*, ambos pela Editora Manole. Coordenadora da Pós-graduação em Psiquiatria Nutricional e do Estilo de Vida pela Plenitude Educação. Palestrante TEDx.

André Heibel
Nutricionista pela Universidade de Brasília (UnB), com Graduação-sanduíche pela *State University of New Jersey*, EUA. Mestre em Bioquímica Nutricional pela UnB. Fundador da #EquipeGENES. Professor de Pós-graduação e Coordenador do Curso de Nutrição de Precisão da VP Centro de Nutrição Funcional. Autor de livros e artigos em Bioquímica, Genômica Nutricional e Nutrição Humana.

Clara Ferreira de Souza Pereira
Nutricionista pela Universidade Federal Fluminense (UFF). Pós-graduada em Nutrição Esportiva pela Plenitude Educação. Mestranda em Nutrição pelo Centro Universitário São Camilo.

Fernanda Gabriel

Nutricionista pela Faculdade de Saúde Pública da Universidade de São Paulo (FSP-USP). Mestre em Nutrição pela Universidade de Illinois em Chicago, EUA (USP). Doutoranda do Instituto de Psiquiatria do Hospital das Clínicas da Faculdade de Medicina da Universidade de São Paulo (IPq-HCFMUSP), com foco em Transtorno Bipolar. Autora de livros e artigos em Psiquiatria Nutricional.

Isabela Bozza Mc Donnell Matheus

Nutricionista pelo Centro Universitário São Camilo. Instrutora de *Mindful Eating* pelo Mindful Eating Training Institute. Pós-graduada em Comportamento Alimentar pela Plenitude Educação. Pós-graduanda em Nutrição Clínica.

Roberta Carbonari Muzy

Nutricionista. Coordenadora de Pós-graduação em Nutrição, Comportamento Alimentar; Psiquiatria do Estilo de Vida e Psiquiatria Nutricional; Nutrição Clínica e Nutrição Esportiva. Pós-graduação *Lato Sensu* em Comportamento Alimentar, FG Faculdade Global. Mestrado Profissional em Nutrição: do Nascimento à Adolescência, pelo Centro Universitário São Camilo. Aprimorada em Transtornos Alimentares e Membro do *The Australian Centre for Eating Disorders* (ACFED). Autora de livros, capítulos e artigos em Psiquiatria Nutricional.

Sumário

Apresentação

A Psiquiatria Nutricional é um campo científico em construção. Até o momento, inúmeras pesquisas já nos fornecem um amplo acervo de dados para investigação, avaliação e suporte na intervenção terapêutica em pacientes com sintomas e diagnósticos psiquiátricos.

Ao recebermos o convite da Editora Manole para compartilhar nosso conhecimento, não tivemos dúvida de que nossa missão estaria em grande parte cumprida. Afirmamos isso porque, ao coordenarmos uma pós-graduação na área, percebemos a falta de uma referência para indicar aos nossos alunos, assim como frequentemente recebemos pedidos de colegas por bibliografia em português.

Este livro, resultado de extensas pesquisas, prática clínica e docência, baseado em evidências e atualizado com as pesquisas mais recentes, certamente preencherá essa lacuna, podendo servir de material de apoio e pesquisa para um público variado, desde profissionais especializados a estudantes e pessoas interessadas no tema.

O diálogo da nutrição com a saúde mental é a base que sustenta todo o desenvolvimento deste livro. Nos primeiros capítulos, entendemos que seria fundamental trazermos as bases teóricas da Psiquiatria Nutricional, sua história, surgimento e a relação com a Medicina do Estilo de Vida (MEV), assim como apresentar os pilares que compõem a MEV.

É sempre importante lembrar que a alimentação está dentro de um contexto mais amplo de nossas vidas e que não basta falarmos em nutrientes e calorias. Quem come vive e tem uma série de experiências individuais e particulares.

Sabendo que este livro seria lido por diferentes profissionais da saúde – nutricionistas, psicólogos, enfermeiros, entre outros –, além de médicos psiquiatras, achamos necessário um capítulo que pudesse abordar temas básicos em Saúde Mental e Psiquiatria: como avaliar e quando encaminhar ao psiquiatra.

E, por fim, seguem os capítulos que consideramos o grande marco teórico-prático da Psiquiatria Nutricional: os mecanismos envolvidos no declínio da saúde mental relacionados à nutrição. A Prof.ª Felice Jacka, pioneira e líder do maior instituto de pesquisa na área, sempre nos alerta sobre a importância de conhecer os mecanismos envolvidos no impacto de nossos hábitos alimentares em nossa saúde mental. Só assim chegaremos às respostas – que tanto buscamos – de quais seriam as principais intervenções para melhora do tratamento e prevenção em saúde mental, sempre baseadas em evidências científicas.

Nossas primeiras experiências de vida, incluindo a forma de aleitamento e como se deu nossa introdução alimentar, podem ter um enorme impacto no futuro de nossa saúde mental. Esse conceito é apresentado no capítulo que aborda a importância da epigenética.

O livro se encerra com as principais orientações e estratégias práticas – dietas e suplementos – para aplicarmos na clínica e saúde pública, todas baseadas nos dados mais consolidados e nos últimos achados científicos. Também discutimos o futuro da área, os estudos necessários e o avanço nas pesquisas.

As abordagens atuais para o tratamento de diagnósticos psiquiátricos ajudam muitos, mas tantos outros permanecem sem remissão completa de seus quadros clínicos, gerando grande impacto na qualidade de vida. Como consequência, muitos pacientes e profissionais que lidam com o adoecimento mental e emocional buscam formas complementares para ajudar no tratamento. Para nós, é uma honra e fonte de grande alegria podermos ampliar o compartilhamento de tudo que viemos estudando nos últimos anos.

Caro leitor, esperamos que você possa aprender tanto quanto nós ao construirmos esta obra.

Boa leitura!
As coordenadoras

Introdução: a alimentação e seu protagonismo no estilo de vida e saúde mental

O impacto dos nutrientes na saúde é um tema de interesse há milênios. Tradições médicas antigas, como a medicina tradicional chinesa e o *ayurveda*, na Índia, apontavam que o padrão alimentar é fundamental para prevenir e ajudar no tratamento de diversos tipos de doenças, inclusive de transtornos psicológicos e mentais. Ao longo do tempo, estudos acerca da composição dos alimentos e do seu impacto em vias metabólicas possibilitaram um aprofundamento científico dessa temática.

De um modo estrito, podemos dizer que alimentar-se é o processo pelo qual os seres vivos obtêm e assimilam nutrientes para a manutenção e o funcionamento dos órgãos, crescimento, movimento, reprodução, regulação da temperatura e de todas as funções vitais.

A ciência da nutrição vem se desenvolvendo com base na identificação e no isolamento de nutrientes e seus efeitos sobre a incidência de determinadas doenças, porém essa abordagem tem se mostrado insuficiente para explicar a complexa relação entre alimentação e saúde[1]. A verdade é que não comemos nutrientes e calorias, comemos comida, e as razões pelas quais comemos vão além da biologia. Nesse sentido, o que entendemos por alimentação se torna muito mais abrangente.

O ato de comer envolve escolhas determinadas não apenas pelo valor nutricional do alimento, mas pelo prazer, crenças, rituais, sociabilidade, ideias e significados, grandemente influenciado por interpretações de experiências e situações. Dessa forma, escolhas alimentares não são feitas somente com base na seleção dos alimentos mais "nutritivos", segundo a classificação da nutrição moderna[2].

A alimentação humana reflete, portanto, um modo de vida, construído a partir de contextos culturais, sociais e econômicos, que dependem da maneira como os alimentos são produzidos, adquiridos, distribuídos, comercializados, escolhidos, preparados e consumidos[3]. As escolhas alimentares podem ser influenciadas por estímulos relativamente simples, como sabor, capacidade gástrica, tamanho da porção, sensações como prazer, saciação e saciedade, disponibilidade de alimentos pelo meio e inclusive o quanto os outros comem[4].

Para entendermos melhor o padrão dietético atual e suas consequências, precisamos conhecer alguns princípios do comportamento alimentar humano, assim como as mudanças recentes no ambiente alimentar.

ESTÍMULOS FISIOLÓGICOS E MECANISMOS EVOLUTIVOS

Os mecanismos evolutivos proporcionaram vantagens adaptativas e maior chance de reprodução e sobrevivência. Existe uma resposta prazerosa para todo comportamento que aumente a chance de perpetuação da espécie. O prazer em se alimentar é um dos mecanismos evolutivos que permite a sobrevivência da espécie humana.

Esse prazer relacionado ao alimento faz parte do chamado sistema hedônico, que motiva os seres humanos a comerem alimentos mais calóricos e palatáveis. O sistema hedônico está principalmente relacionado ao gosto e desejo. Durante a maior parte da história evolutiva, os seres humanos caçavam e colhiam seus próprios alimentos. O estilo de vida nômade, caçador e coletor dos nossos ancestrais implicava um gasto energético alto; além disso, o contexto ambiental era de baixa e incerta disponibilidade de alimentos. Nesse cenário, obter energia suficiente era um verdadeiro desafio, e a seleção natural levou a uma preferência adaptativa aos alimentos mais acessíveis e com maior fornecimento de energia (mais calóricos), de açúcar (carboidratos) e gordura (lipídeos).

Outro sistema envolvido no comportamento alimentar que trouxe vantagem evolutiva é o homeostático, que busca o equilíbrio energético, aumentando a fome quando as reservas de energia estão baixas e fazendo o contrário quando o indivíduo está alimentado. O sistema homeostático envolve hormônios como a grelina, a leptina e a colecistoquinina, que interagem entre si e em resposta ao ambiente. Quando o corpo é privado de energia, os níveis de grelina aumentam, incentivando a ingestão alimentar. Após o consumo de alimentos, o aumento da colecistoquinina e da leptina promove saciedade, inibindo a fome e o desejo por alimento. No entanto, a ativação do sistema hedônico pode ser tão forte que se sobrepõe ao homeostático. Nesse caso, o desejo alimentar pode levar a um consumo calórico que ultrapasse as necessidades fisiológicas, o que pode ter sido evolutivamente interessante no cenário ancestral, motivando os seres humanos a consumirem não só as calorias necessárias para alcançar a homeostase, mas também a continuar buscando outras fontes alimentares, aumentando as reservas energéticas e as chances de sobrevivência em períodos de escassez.

Atualmente, no entanto, os seres humanos vivem inseridos em um contexto de grande oferta de alimentos com alta palatabilidade (hiperpalatáveis) e hipercalóricos, justamente aqueles com maior potencial de estímulo ao sistema hedônico. O ponto de atenção é que, hoje, a constante ingestão alimentar para além das necessidades fisiológicas não aumenta, como outrora, a sobrevida, mas sim o sobrepeso e os riscos de saúde associados. De fato, com a onipresença de alimentos artificialmente açucarados e processados de forma densamente calórica, o sistema hedônico pode se sobrepor ao homeostático constantemente. Além da grande disponibilidade de alimento, vivemos em um cenário de baixa necessidade de esforço físico para conquistá-lo, agravando ainda mais a situação.

Em resumo, os mecanismos de regulação alimentar homeostáticos e hedônicos são uma herança evolutiva importante, e entendê-los é o primeiro passo para discutir as alterações contemporâneas do comportamento alimentar que tem sido associado às inúmeras patologias modernas.

AS MUDANÇAS NO PADRÃO ALIMENTAR

Na primeira metade do século XX, a alimentação humana se dava predominantemente a partir de alimentos e ingredientes culinários disponíveis localmente e consumidos na forma de refeições[5]. No entanto, a partir de 1950, os sistemas alimentares de diversas partes do mundo passaram por profundas mudanças, fazendo com que a alimentação, até então baseada em vegetais, passasse a ter uma maior proporção de alimentos de origem animal, açúcares e gorduras adicionadas, com participação crescente de produtos alimentícios de alta densidade energética e baixo valor nutricional[5,6], resultando na ingestão excessiva de calorias[5,7,8].

A alimentação contemporânea é caracterizada pela abundância de alimentos atraentes e densos em energia, que, associados à menor necessidade de atividade física nas funções diárias e rotineiras, resultam em um ambiente chamado por muitos cientistas, mas ainda fortemente debatido, de "obesogênico"[4]. Esse novo ambiente está fortemente associado ao aumento global da prevalência de obesidade e à elevação do risco de doenças relacionadas à alimentação[3]. As taxas de obesidade mais do que duplicaram desde 1980 e triplicaram desde a década de 1970 nos Estados Unidos e em outras partes do mundo[9,10].

Em países ocidentais, quando entramos em lojas de conveniência, mercados e padarias, deparamo-nos com refrigerantes de parede a parede, batatas fritas, chocolates, bolachas, salgadinhos, bolos e doces industrializados. É surpreendente entrar em um hospital, centro comunitário ou até em escolas e encontrar máquinas de venda automática cheias de bebidas adoçadas e salgadinhos, ou cafeterias que vendem principalmente frituras, *muffins* recheados, *donuts* e chocolates. Esses "alimentos" são na verdade produtos alimentícios ultraprocessados, e, nesse contexto, é importante abordarmos a Classificação Nova de alimentos.

A CLASSIFICAÇÃO NOVA DE ALIMENTOS[1]

Até o início dos anos 2000, pouco se falava sobre os efeitos do processamento de alimentos na saúde humana. Para se ter uma ideia, em 2003, a Organização Mundial da Saúde lançou um relatório técnico sobre dieta, nutrição e prevenção de doenças crônicas[11]. No documento, o aumento da obesidade era identificado e relacionado, em todo o mundo, com a crescente urbanização e seu impacto nas dietas, que se tornaram mais ricas em óleos, gorduras, açúcar e calorias, e mais pobres em fibras e micronutrientes. Muitas causas foram listadas no relatório, entre elas o alto consumo de bebidas açucaradas, a ingestão de alimentos com alta densidade energética e baixo teor de vitaminas e minerais, além do marketing pesado da indústria de *fast food*. A ligação dessas causas com o processamento de alimentos, no entanto, não aparecia de forma clara.

O entendimento sobre a questão começou a mudar em 2009, a partir da divulgação do comentário *Nutrition and Health. The issue is not food, nor nutrients, so much as processing* (*Nutrição e Saúde. O problema não é a comida, nem os nutrientes, mas o processamento*, em tradução livre), publicado pela revista *Public Health Nutrition*, redigido pelo coordenador científico do Núcleo

---

1 Texto adaptado de https://www.fsp.usp.br/nupens/a-classificacao-nova/

de Pesquisas Epidemiológicas em Nutrição e Saúde da USP (Nupens), Carlos Augusto Monteiro. O artigo enfatizava a insuficiência de se considerar apenas o conteúdo de nutrientes quando o interesse era entender a relação entre alimentação e saúde[12]. Descrevia, ainda, vários atributos dos alimentos que eram modificados com o processamento e propunha classificar os produtos alimentícios de acordo com a extensão e o propósito do seu processamento. Nascia, ali, o conceito de alimento ultraprocessado e o embrião da classificação Nova.

A inclusão e a popularização do termo "ultraprocessado" possibilitaram o acompanhamento do consumo de produtos da categoria nas populações, com uma nova orientação para a análise dos inquéritos sobre consumo alimentar. Informações que geraram e ainda geram importantes contribuições para a saúde pública.

Em 2014, a Nova deu fundamento científico e embasou as recomendações do *Guia Alimentar para a População Brasileira*, o que fez com que a classificação tivesse impacto direto em políticas públicas de nutrição e saúde no Brasil. A influência também chegou ao exterior, já que o guia brasileiro influenciou publicações análogas em diversos outros países, incluindo Uruguai, Canadá, Peru, Equador e, mais recentemente, Israel. A classificação organiza os alimentos em quatro categorias, ou grupos, listados a seguir.

Grupo 1 – Alimentos *in natura* ou minimamente processados

O alimento *in natura* é aquele ao qual temos acesso da maneira como ele vem da natureza. O termo inclui partes comestíveis de plantas (como sementes, frutas, folhas, raízes) e de animais (músculos, ovos, leite). Também inclui cogumelos e algas.

Os minimamente processados são, basicamente, alimentos *in natura* que precisam de algum processamento antes de chegar ao consumidor final, mas que não têm adição de ingredientes ou transformações que os descaracterizem. Os grãos de feijão são apenas secos e embalados, os grãos de trigo são transformados em farinhas, cuscuz e massas, os grãos de milho em farinhas e polenta, os grãos de café são torrados e moídos, o leite é pasteurizado, a carne é resfriada ou congelada — todos esses são processos que aumentam a duração e facilitam o consumo dos alimentos sem alterar substancialmente suas principais propriedades.

Grupo 2 – Ingredientes culinários processados

Ingredientes culinários processados são substâncias extraídas de alimentos do primeiro grupo por procedimentos físicos como prensagem, centrifugação e concentração. É o caso, por exemplo, do azeite obtido de azeitonas, da manteiga obtida do leite e do açúcar obtido da cana ou da beterraba. Eles também podem ser extraídos diretamente da natureza, como o sal marinho e o sal de rochas. Esses ingredientes são essenciais para converter alimentos do primeiro grupo em receitas e refeições e, quando usados em pequenas quantidades, são perfeitamente compatíveis com uma alimentação nutricionalmente equilibrada e saudável.

Grupo 3 – Alimentos processados

A categoria de alimentos processados é composta por itens do primeiro grupo (*in natura* e minimamente processados) modificados por processos industriais relativamente simples e que poderiam ser realizados em ambiente doméstico. Contam com a adição de uma ou mais substâncias do segundo grupo, como sal, açúcar ou gordura. O grupo inclui, por exemplo, conserva de legumes ou de pescado, frutas em calda, queijos e pães do tipo artesanal. Alimentos processados aumentam a duração de seus ingredientes originais, além de contribuir para diversificar a alimentação. Se consumidos em pequenas quantidades e como parte de refeições baseadas em alimentos do primeiro grupo, são igualmente compatíveis com uma alimentação saudável.

Grupo 4 – Alimentos e bebidas ultraprocessados

Alimentos ultraprocessados – que podem ser comidas e bebidas – não são propriamente alimentos, mas, sim, formulações de substâncias obtidas por meio do fracionamento de alimentos do primeiro grupo. Essas substâncias incluem açúcar, óleos e gorduras de uso doméstico, mas também isolados ou concentrados proteicos, óleos interesterificados, gordura hidrogenada, amidos modificados e várias substâncias de uso exclusivamente industrial.

Alimentos ultraprocessados são comumente adicionados de corantes, aromatizantes, emulsificantes, espessantes e outros aditivos que conferem propriedades sensoriais semelhantes às encontradas em alimentos do primeiro grupo. Também servem para disfarçar características indesejadas relacionadas a palatabilidade e/ou aroma do produto. Apesar das alegações comumente vistas nas embalagens dos ultraprocessados, alimentos *in natura* são uma pequena porcentagem de sua composição ou estão simplesmente ausentes, como no caso de produtos "sabor morango" ou "sabor uva". Os processos e ingredientes usados para fabricar alimentos ultraprocessados são desenvolvidos para criar produtos altamente lucrativos (ingredientes de baixo custo, longa durabilidade, produtos de marca) que possam substituir todos os demais grupos alimentares. Sua conveniência, hiperpalatabilidade, promoção e apropriação pelas corporações transnacionais e marketing agressivo dão aos alimentos ultraprocessados enormes vantagens de mercado.

Alimentos ultraprocessados incluem refrigerantes, bebidas lácteas, néctar de frutas, misturas em pó para a preparação de bebidas com sabor de frutas, salgadinhos de pacote, doces e chocolates, barras de "cereal", sorvetes, pães e outros panificados embalados, margarinas e outros substitutos de manteiga, bolachas ou biscoitos, bolos e misturas para bolos, "cereais" matinais, tortas, pratos de massa e *pizzas* pré-preparadas, *nuggets* de frango e peixe, salsichas, hambúrgueres e outros produtos de carne reconstituída, macarrão instantâneo, misturas em pó para preparação de sopas ou sobremesas, entre muitos outros.

A DIETA MODERNA E OS ULTRAPROCESSADOS

Um dos importantes estudos sobre o efeito dos alimentos ultraprocessados para a saúde foi realizado pelo cientista Kevin Hall, do *National Institutes of Health* dos Estados Unidos (NIH)[13]. Vinte indivíduos adultos saudáveis foram divididos em dois grupos: metade dos participantes recebeu refeições isentas de alimentos ultraprocessados e, para a outra metade, as refeições continham, basicamente, apenas alimentos ultraprocessados, representando cerca de 80% das calorias. Nas duas semanas seguintes, a alimentação dos dois grupos foi invertida. As refeições foram projetadas para serem equivalentes em calorias, densidade energética, macronutrientes, açúcar, sódio e fibras. Cada pessoa poderia comer o quanto quisesse. O resultado mostrou que, na vigência da dieta ultraprocessada, os participantes consumiram maior quantidade de comida e calorias – com aumento do consumo de carboidratos e gordura, mas não de proteína – engordando, em média, 1 kg ao longo das duas semanas. Por outro lado, na vigência da dieta não ultraprocessada, houve emagrecimento – também de, em média, 1 kg nas duas semanas[13].

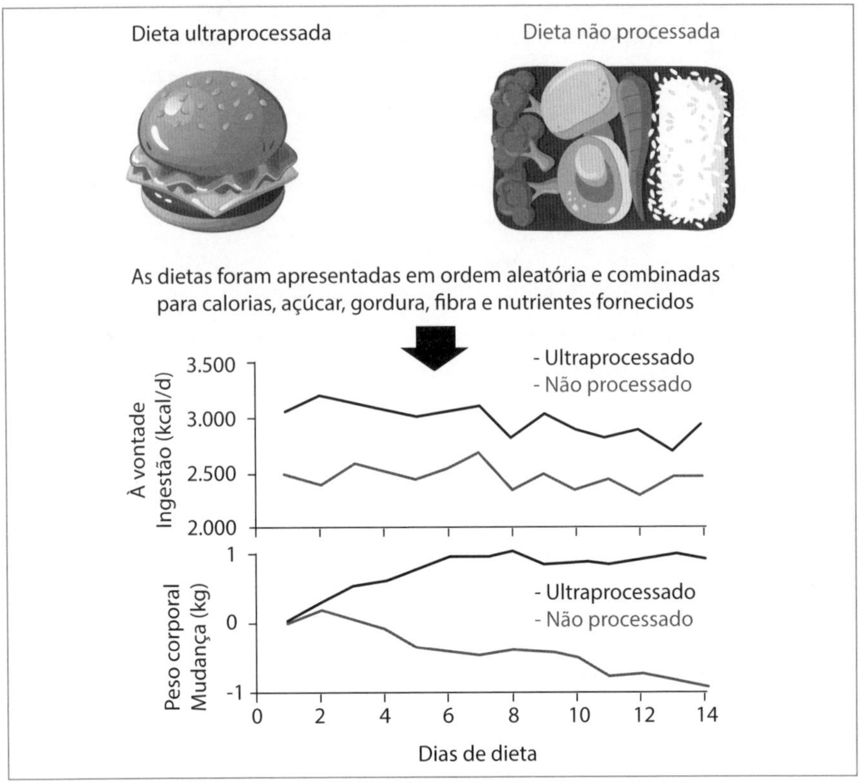

FIGURA 1 Traduzida do *National Institutes of Health* dos Estados Unidos (NIH).
Fonte: Hall KD et al., 2019.

A associação do consumo de alimentos ultraprocessados com a incidência de obesidade, diabetes, doenças cardiovasculares e menor expectativa de vida já está bem estabelecida e, conforme veremos ao longo do livro, inúmeros estudos têm apontado a ligação entre o consumo de alimentos ultraprocessados com a depressão e outros transtornos mentais.

Produtos alimentícios ultraprocessados tornaram-se quase universalmente disponíveis e acessíveis, cuja aquisição pode acontecer em qualquer lugar, a qualquer hora e por qualquer pessoa[3,14]. Diversos fatores contribuíram para esse cenário: o desenvolvimento da indústria de alimentos, o aumento da urbanização, a globalização dos mercados agrícolas, a ampliação das redes de supermercados, as mudanças nas estruturas familiares e o desenvolvimento da cultura alimentar de massa[5,13].

Essa abundância de oportunidades e de disponibilidade leva os indivíduos a terem que fazer inúmeras escolhas ao longo dia, inclusive a de, por vezes, escolher não comer[15]. Ainda que as escolhas alimentares sejam um tópico relevante e frequente na vida de todo ser humano, a adoção de uma alimentação saudável não é uma questão que depende, exclusivamente, de uma decisão individual. Escolhas alimentares mais saudáveis também dependem da forma de organização da sociedade, valores culturais, bem como o acesso à educação e saúde, entre outros fatores[3,16].

Embora seja inegável que avanços tecnológicos na produção e no processamento de alimentos tenham proporcionado melhorias na qualidade de vida e segurança alimentar, a grande oferta de produtos alimentícios altamente processados e prontos para comer é preocupante do ponto de vista nutricional: tendem a apresentar alta palatabilidade, pobreza de nutrientes e elevada densidade energética – fatores que contribuem para o consumo excessivo e possível desequilíbrio metabólico[5,8,13].

Nesse "novo mundo", a maioria dos alimentos passa por algum tipo de processamento[3,17], o que influencia o perfil de nutrientes da dieta e o sabor dos alimentos, condiciona o paladar, influencia a quantidade a ser ingerida e leva a combinações com outros alimentos, afetando as circunstâncias e o modo de consumo [1,5,18]. Essa "conveniência" e atratividade de produtos alimentícios industrializados, junto de seu marketing agressivo, estão entre as razões pelas quais representam cerca de metade ou mais (dependendo da localidade) da energia total da dieta consumida em países de alta renda como Estados Unidos, Canadá, Reino Unido e Austrália[5].

Em países de renda média, cujas culturas são baseadas em refeições caseiras preparadas na hora, a venda e o acesso a esses produtos também vêm crescendo de forma rápida e assustadora[5]. No levantamento *Life Radius*® do estudo das zonas azuis (*blue zones*), destaca-se que, se houver seis ou mais restaurantes de *fast food* dentro de 800 metros da casa de um indivíduo, ele se torna 40% mais propenso a atingir a obesidade do que se houver menos de três. No entanto, com o advento dos celulares e aplicativos de entrega de comida, se tornou possível pedir *fast food* a qualquer hora e de qualquer localidade, e podemos especular se isso já não é válido para a população como um todo, independentemente dos arredores.

Um estudo sobre o ambiente alimentar digital, feito no Brasil ao longo de duas semanas do quarto mês da pandemia de covid-19, mostrou a presença expressiva de publicidade de alimentos não saudáveis durante a pandemia em um aplicativo de *delivery* de comida em todas as capitais brasileiras[19]. O estudo mostrou que os alimentos não saudáveis predominaram nas propagandas, principalmente pela presença de bebidas ultraprocessadas e sanduíches, enquanto os alimentos saudáveis, representados principalmente por refeições tradicionais, foram anunciados com menor frequência.

Bebidas ultraprocessadas estiveram presentes em 78,5% dos cardápios dos restaurantes, enquanto água, sucos naturais e *smoothies* apareceram em 49% e 27% dos cardápios, respectivamente. Sanduíches, pizzas e salgadinhos fritos estavam presentes em 39%, 13,8% e 16,6% dos cardápios, enquanto as refeições tradicionais estavam marcadas em 20,4% dos cardápios dos restaurantes e os vegetais, em 16,9%. O uso de fotos e descontos foram mais frequentes em cardápios que ofereciam refeições contendo grupos de alimentos não saudáveis em comparação com refeições contendo alimentos *in natura* e minimamente processados.

Assim, além do problema de estimular uma alimentação pouco equilibrada para uma população que apresentava 55,4% de sobrepeso e 20,3% de obesidade[20], o aumento do peso corporal no contexto epidemiológico esteve ligado a um pior prognóstico para a doença covid-19[21].

Uma proposta interessante feita no estudo é a de aprimorar as informações nos aplicativos, por exemplo, incluindo a lista de ingredientes, as informações nutricionais, chamando a atenção para a necessidade de regulamentar por legislação específica, em consonância com o conhecido impacto do marketing de alimentos no perfil de saúde da população. Os alimentos ultraprocessados contribuem com quase 60% das calorias e 90% dos açúcares adicionados consumidos nos Estados Unidos[22]. Na Austrália, cerca de 40% das calorias que as crianças e os adolescentes consomem provêm de *junk food* e ultraprocessados[23].

Todas essas alterações no padrão alimentar da sociedade apresentam implicações para a saúde pública por seu claro potencial de aumento do risco para doenças crônicas não transmissíveis[14,24,25]. Em 2019, a Organização Panamericana de Saúde (OPAS) publicou um relatório mostrando que, em 2014, as bebidas contribuíram com um terço da energia total de todos os produtos ultraprocessados consumidos, sendo que os açúcares livres contribuíram com 43% da energia total resultantes da venda de produtos ultraprocessados na América Latina[26].

Dados do sistema VIGITEL mostram que, na população adulta (≥ 18 anos), a frequência de consumo recomendado de frutas e hortaliças foi atingida por apenas 21,4% da população no ano de 2023[27]; já a frequência do consumo de refrigerantes em cinco ou mais dias da semana, que era de 15% em 2019, passou para 15,2% em 2020 e para e 14,9% em 2023; a frequência de consumo de cinco ou mais grupos de alimentos ultraprocessados no dia anterior à entrevista era de 18,2% em 2019, 18,5% em 2020 e 17,7% em 2023[27-29]. As estatísticas evidenciam uma tendência: a frequência alta de consumo de alimentos ultraprocessados pela população adulta nas 27 capitais do Brasil[7].

Dados dessa natureza são ainda mais preocupantes no longo prazo, projetando uma piora no perfil epidemiológico da população. Em 2011, a Organização Mundial da Saúde[27] convocou uma reunião de emergência em Nova York para traçar possíveis planos de ação para conter e lidar com o aumento das doenças crônicas relacionadas à dieta. A presidente da OMS, Dra. Margaret Chan, estimou que em 2030, o custo das doenças relacionadas à dieta para a economia global provavelmente será de, pelo menos, US$ 30 trilhões, observando que nenhuma economia no mundo é rica o suficiente para arcar com esse custo.

As mudanças no padrão de consumo de alimentos da população brasileira são consistentes com o aumento da participação da obesidade e doenças crônicas não transmissíveis (DCNT) nos relatórios oficiais de morbidade e mortalidade. Apesar dos avanços no conhecimento acerca da ciência da nutrição e sua relação com a saúde, observa-se uma contínua piora na qualidade da alimentação da população e o consequente aumento da ocorrência de obesidade e outras doenças crônicas ligadas à má alimentação[30].

REFERÊNCIAS BIBLIOGRÁFICAS

1. Brasil. Guia alimentar para a população brasileira. 2. ed. Brasília, DF: Ministério da Saúde; 2014.
2. Canesqui AM, Garcia RWD, organizadores. Antropologia e nutrição: um diálogo possível. Rio de Janeiro: Editora FIOCRUZ; 2005. 306 p.
3. World Health Organization, Food and Agriculture Organization of the United Nations. Sustainable healthy diets-guiding principles. [acesso em outubro de 2024]. Disponível em: https://www.who.int/publications/i/item/9789241516648
4. Dijker AJM. Moderate eating with pleasure and without effort: Toward understanding the underlying psychological mechanisms. Health Psychol Open. 2019;6(2):2055102919889883.
5. Monteiro CA, Cannon G, Lawrence M, Louzada MLC, Machado PP. Ultra-processed foods, diet quality, and health using the NOVA classification system. Roma: Food and Agriculture Organization of the United Nations; 2019.
6. Alves CE, Dal' Magro GP, Viacava KR, Dewes H. Food Acquisition in the Geography of Brazilian Obesity. Front Public Health. 2020;8:37.
7. Costa CS, Sattamini IF, Steele EM, Louzada MLC, Claro RM, Monteiro CA. Consumo de alimentos ultraprocessados e associação com fatores sociodemográficos na população adulta das 27 capitais brasileiras (2019). Rev Saúde Pública. 2021;55:47.

8. Meyer KA, Taillie LS. Intake of Ultraprocessed Foods Among US Youths: Health Concerns and Opportunities for Research and Policy. JAMA. 2021;326(6):485-7.
9. Sørensen TIA, Martinez AR, Jørgensen TSH. Epidemiology of Obesity. Handb Exp Pharmacol. 2022;274:3-27.
10. Kranjac AW, Kranjac D. Explaining adult obesity, severe obesity, and BMI: Five decades of change. Heliyon. 2023;9(5):e16210.
11. World Health Organization. Diet, nutrition and the prevention of chronic diseases: report of a joint WHO/FAO expert consultation. Genebra: WHO; 2003.
12. Monteiro CA. Nutrition and health. The issue is not food, nor nutrients, so much as processing. Public Health Nutr. 2009;12(5):729-31.
13. Hall KD, Ayuketah A, Brychta R, Cai H, Cassimatis T, Chen KY, et al. Ultra-Processed Diets Cause Excess Calorie Intake and Weight Gain: An Inpatient Randomized Controlled Trial of Ad Libitum Food Intake. Cell Metab. 2019;30(1):67-77.e3.
14. World Health Organization. Obesity and overweight. [acesso em outubro de 2024]. Disponível em: https://www.who.int/en/news-room/fact-sheets/detail/obesity-and-overweight
15. Sobal J, Bisogni CA. Constructing food choice decisions. Ann Behav Med. 2009:38 Suppl 1:S37-46.
16. Higgs S, Thomas J. Social influences on eating. Curr Opin Behav Sci. 2016;9:1-6.
17. Elizabeth L, Machado P, Zinöcker M, Baker P, Lawrence M. Ultra-processed foods and health outcomes: A narrative review. Nutrients. 2020;12(7):1955.
18. Fardet A, Lakhssassi S, Briffaz A. Beyond nutrient-based food indices: A data mining approach to search for a quantitative holistic index reflecting the degree of food processing and including physicochemical properties. Food Funct. 2018;9(1):561-72.
19. Horta PM, Matos JP, Mendes LL. Digital food environment during the coronavirus disease 2019 (COVID-19) pandemic in Brazil: an analysis of food advertising in an online food delivery platform. Br J Nutr. 2021;126(5):767-72.
20. Brasil. Ministério da Saúde. Vigilância de Fatores de Risco e Proteção para Doenças Crônicas por Inquérito Telefônico: estimativas sobre frequência e distribuição sociodemográfica de fatores de risco e proteção para doenças crônicas nas capitais dos 26 estados brasileiros e no Distrito Federal em 2019. Brasília, DF: MS; 2020.
21. Dietz W, Santos-Burgoa C. Obesity and its Implications for COVID-19 Mortality. Obesity (Silver Spring). 2020;28(6):1005.
22. Martínez Steele E, Baraldi LG, Louzada ML, Moubarac JC, Mozaffarian D, Monteiro CA. Ultra-processed foods and added sugars in the US diet: evidence from a nationally representative cross-sectional study. BMJ Open. 2016;6(3):e009892.
23. Lane MM, Lotfaliany M, Hodge AM, O'Neil A, Travica N, Jacka FN, et al. High ultra-processed food consumption is associated with elevated psychological distress as an indicator of depression in adults from the Melbourne Collaborative Cohort Study. J Affect Disord. 2023;335:57-66.
24. World Health Organization. Noncommunicable Diseases Country Profiles 2018. Genebra: WHO; 2018.
25. World Health Organization. Global status report on noncommunicable diseases 2014. Genebra: WHO; 2014.
26. Pan American Health Organization. Ultra-processed food and drink products in Latin America: sales, sources, nutrient profiles and policy implications. Washington, DC: PAHO; 2019.
27. Brasil. Ministério da Saúde. Vigitel Brasil 2020: vigilância de fatores de risco e proteção para doenças crônicas por inquérito telefônico. Brasília, DF: MS; 2020.

28. Brasil. Ministério da Saúde. Vigitel Brasil 2023: vigilância de fatores de risco e proteção para doenças crônicas por inquérito telefônico. Brasília, DF: MS; 2023.
29. Brasil. Ministério da Saúde. Vigitel Brasil 2018: vigilância de fatores de risco e proteção para doenças crônicas por inquérito telefônico. Brasília, DF: MS; 2019.
30. WHO & FAO Expert Consultation. Diet, nutrition and the prevention of chronic diseases. Genebra: [s.n.]; 2011.

Capítulo 1

Psiquiatria Nutricional – O que é e como surgiu?

Roberta Carbonari Muzy
Ana Paula Lopes Carvalho

A Psiquiatria Nutricional investiga a relação da alimentação, padrão alimentar, bem como de nutrientes específicos com a saúde mental. Esse novo campo de estudo foi impulsionado pela quantidade substancial de pesquisas mostrando que, juntamente com a mudança alimentar recente e o aumento da prevalência de doenças crônicas e da obesidade, houve também um declínio na saúde mental na população.

A saúde mental é definida pela Organização Mundial da Saúde (OMS) como "um estado de bem-estar no qual cada indivíduo realiza seu próprio potencial, pode lidar com o estresse normal da vida, pode trabalhar de forma produtiva e frutífera e é capaz de contribuir para sua comunidade"[1]. No entanto, esse estado é interrompido em um a cada três indivíduos durante a vida[2,3].

A magnitude do impacto das doenças mentais tem sido destacada por grandes estudos epidemiológicos, como o *Global Burden of Disease*. No entanto, existe um desequilíbrio entre a alta carga global de doença atribuível à doença mental e a baixa atenção que essas condições ainda recebem, o que é agravado, pelo menos em parte, pelo estigma e discriminação associados a elas[5,6].

Assim como foi observado um aumento da prevalência de doenças relacionadas aos padrões alimentares contemporâneos – como quadros de obesidade e de diabetes –, as doenças mentais, neurológicas e transtornos por uso de substâncias também aumentaram de forma significativa. Em 2013, esquizofrenia, depressão, demência e dependência de álcool representavam 13% da carga global de doenças, configurando um quadro tão preocupante quanto ao de doenças cardiovasculares, câncer e diabetes[7].

Em 2010, uma publicação[8] relacionando o padrão alimentar e o surgimento de sintomas depressivos e ansiosos ganhou notoriedade. Trata-se de uma tese de doutorado de uma universidade australiana que virou capa do *The American Journal of Psychiatry*. Esse artigo foi o pioneiro de uma série de publicações que apontam a relevância do padrão alimentar para o risco de depressão e ansiedade. No entanto, nesse primeiro momento, os mecanismos de influência não foram elucidados. A dieta ainda não era vista como fator preventivo ou agravante de um sintoma mental, apenas se afirmava haver alguma relação entre dietas ocidentais modernas e o desenvolvimento de sintomas ansiosos e depressivos. A partir de então, houve um aumento considerável de evidências revelando uma associação cada vez mais consistente entre qualidade da dieta e saúde mental, independentemente da região demográfica e do estilo de vida.

Nesse cenário, muitas questões foram levantadas: uma pessoa com transtorno psiquiátrico poderia incluir em seu tratamento uma modificação dietética para melhora mais efetiva do quadro? Será que a alteração do padrão dietético previne o aparecimento de doenças mentais? É possível que o padrão alimentar altere sinalizações neurais?

Com o objetivo de responder essas e outras perguntas, surge uma nova área de pesquisa, focada em estudar a relação entre nutrição e saúde mental. Assim, o termo "Psiquiatria Nutricional" foi criado para denominar um novo campo de pesquisa focado no desenvolvimento de uma base de evidências abrangente, coesa e cientificamente rigorosa para apoiar uma mudança no pensamento sobre o papel da nutrição na saúde mental.

Vale mencionar que os primeiros estímulos para o desenvolvimento de um estudo mais sério entre a dieta e a saúde mental já apareciam no início da década de 1990, quando o médico e pesquisador Jean-Marie Bourre publicou o livro *A dietética do cérebro: inteligência e prazer*, afirmando que a dieta desempenhava importante papel no funcionamento cerebral e inteligência. Porém, na ocasião, suas ideias não foram bem recebidas, e o livro foi alvo de severas críticas de outros profissionais, principalmente por parte de psiquiatras e neurologistas.

Aproximadamente duas décadas depois da publicação, a professora e pesquisadora Felice Jacka conduziu e publicou os primeiros estudos sobre o papel da dieta na depressão do adolescente[9], além do primeiro estudo a identificar a nutrição materna como importante preditor da saúde mental das crianças[10] e o primeiro estudo clínico apontando que a dieta pode auxiliar a tratar a depressão[11].

A partir desses trabalhos, a professora Felice Jacka passa a se destacar como uma das pioneiras em pesquisas na área. Junto a outros pesquisadores, fundou o *International Society for Nutritional Psychiatry Research*, a primeira organização destinada ao estudo da Psiquiatria Nutricional, e publicou o livro *Brain changer*, cuja leitura recomendamos fortemente. Embora o corpo de pesquisas científicas sobre o impacto exato de estratégias alimentares na saúde mental seja ainda um pouco limitado, quando comparado a outros campos de pesquisa, a literatura existente já é bastante promissora e convincente quanto à necessidade de continuar realizando pesquisas clínicas cada vez mais robustas e rigorosas.

Enfatizamos que a Psiquiatria Nutricional reconhece a complexidade dos transtornos psiquiátricos, incluindo os fatores ambientais, genéticos e interpessoais que os envolvem, mas também discute o papel da alimentação como outro fator importante que influencia a saúde mental. Ou seja, a Psiquiatria Nutricional destaca a dieta como parte do tratamento de condições neuropsiquiátricas sem desconsiderar que essas condições necessitam de intervenções complexas e, portanto, não objetiva a intervenção nutricional de forma isolada, mas dentro de um contexto de terapêutica multidisciplinar.

A intervenção nutricional já ganhou espaço como parte do tratamento multidisciplinar de doenças crônicas não transmissíveis, como dislipidemias e obesidade, condições que se tornaram destaque entre os problemas de saúde pública atuais. A Psiquiatria Nutricional defende que esse acompanhamento multidisciplinar se estenda para além das doenças crônicas e seja considerado parte fundamental do tratamento de transtornos psiquiátricos.

A função cerebral depende, pelo menos em parte, da disponibilidade de nutrientes, que atuam tanto como sinalizadores quanto como componentes essenciais das estruturas cerebrais e da síntese de neurotransmissores[12]. Portanto, é plausível que a ingestão de alimentos influencie a cognição e a saúde mental. A alimentação tem ainda importante papel na promoção e prevenção de condições que podem alterar o perfil inflamatório e impactar a microbiota intestinal, influenciando inúmeros mecanismos associados à maioria dos transtornos psíquicos. O recente entendimento de que quadros advindos da degeneração neuronal, como demências, também podem ser mediados pela inflamação sistêmica crônica de baixo grau – condição associada à obesidade e síndrome metabólica – ressalta o papel promissor da alimentação no tratamento e prevenção desses transtornos. Em outras palavras: estratégias alimentares são capazes de melhorar quadros de obesidade e síndrome metabólica, levando à redução da inflamação sistêmica, podendo, assim, trazer também melhorias na sintomatologia de diagnósticos com características de neurodegeneração (degeneração neuronal)[12-15].

Os estudos passam a buscar evidenciar que o alimento não só constrói o corpo, como também está intimamente relacionado ao nosso comportamento – na construção da saúde mental e emocional. A ciência da nutrição, quase sempre buscada para a correção de consequências físicas de uma alimentação desequilibrada, como obesidade, será cada vez mais procurada para melhorias no âmbito mental e emocional e poderá servir cada vez melhor ao ser humano como um todo. Nesse contexto, ouvimos muitas mães relatarem que seus filhos comem de tudo e não engordam e, portanto, "está tudo bem". A questão, no entanto, é: qual alimento tem participado na construção do cérebro, das sinapses neurais, do córtex pré-frontal, do hipotálamo, enfim, da maturação cognitiva e emocional de nossas crianças? Basear-se apenas em fatores como peso corporal e estética não é suficiente para cuidar da saúde e do desenvolvimento, e o profissional da nutrição pode contribuir significativamente em áreas nas quais, até pouco tempo, não era considerado parte fundamental do processo.

EPIDEMIOLOGIA DOS TRANSTORNOS MENTAIS

Os transtornos neuropsiquiátricos representam um dos grandes desafios sociais, econômicos e de saúde pública da modernidade. Em decorrência de sua natureza multifatorial e etiologia complexa, outros tratamentos têm sido amplamente estudados para além da abordagem clássica e farmacológica. Nesse contexto, pesquisadores em todo o mundo têm se dedicado a investigar e esclarecer as diversas interações existentes entre a alimentação e a saúde mental.

O *Global Burden of Disease* é um estudo periódico que engloba dados epidemiológicos mundiais e possui grande relevância para a orientação e desenvolvimento de políticas públicas. Ele:

- Fornece dados de mortalidade e incapacidade.
- Quantifica centenas de doenças, sua prevalência, fatores de risco e suas consequências.
- É o estudo epidemiológico observacional mais abrangente em todo o mundo.

- É uma ferramenta importante para informar médicos, pesquisadores e formuladores de políticas públicas.

As variáveis metodológicas do estudo incluem:

- Anos vividos com incapacidade (*years lived with disability* – YLDs).
- Anos de vida perdidos (*years of life lost* – YLLs).
- Anos de vida perdidos ajustados por incapacidade (DALYs [*disability-adjusted life years*]: anos vividos com incapacidade [YLDs] + anos de vida perdidos [YLLs] devido à doença ou condição de saúde).

Em uma análise dos dados do *Global Burden of Disease* de 2010, os transtornos mentais, neurológicos e por uso de substâncias representaram 28,5% dos YLDs globais, tornando-os a principal causa de anos vividos com incapacidade. A pesquisa trouxe uma nova perspectiva à luz da ciência: as principais causas de incapacidade não são as doenças "tradicionais", mas sim os transtornos mentais. Essas condições incluem o que chamamos transtornos mentais comuns, como depressão e ansiedade, bem como transtornos menos comuns, como esquizofrenia e transtorno bipolar; além dos transtornos por uso de substâncias, drogas e álcool, transtornos alimentares, transtornos comportamentais na infância (transtorno do déficit de atenção e hiperatividade ou TDAH); e transtornos do desenvolvimento, como transtorno do espectro autista[16].

Uma análise do *Global Burden of Disease* de 2015 constatou que entre 2005 e 2015 a expectativa de vida aumentou e a morte por alguns tipos de câncer diminuiu na maior parte dos países, devido à melhor prevenção e tratamento. Por outro lado, o total de mortes pela doença de Alzheimer e outras demências aumentou quase 40%! Tal fato também foi relacionado ao crescimento populacional e ao aumento da idade da população em muitos desses países[17].

A atualização do *Global Burden of Disease*, publicada em 2019[18], analisou mais de 400 publicações desde 2010, dados de mais de 204 países e territórios, 369 doenças e problemas de saúde e 87 fatores de risco. O objetivo foi medir as seguintes variáveis para transtornos mentais: prevalência global, regional e nacional; anos de vida perdidos ajustados por incapacidade; anos vividos com incapacidade; e anos de vida perdidos.

Entre 1990 e 2019, o número global de anos de vida perdidos ajustados por incapacidade (DALYs) devido a transtornos mentais aumentou de 80,8 milhões (95%; UI 59,5-105,9) para 125,3 milhões (UI 93,0-163,2), e a proporção global de anos de vida perdidos ajustados por incapacidade atribuídos a transtornos mentais aumentou de 3,1% (95% UI 2,4-3,9) para 4,9% (UI 3,9-6,1)[18].

Os transtornos depressivos foram responsáveis pela maior proporção dos transtornos mentais em 2019 (37,3%), seguidos por transtornos de ansiedade (22,9%) e esquizofrenia (12,2%). Em 1990, os transtornos depressivos eram a 19ª principal causa de anos de vida perdidos ajustados por incapacidade (DALYs) e se tornaram a 13ª principal causa em 2019[18]. Quando avaliamos por faixa etária, em 2019 os transtornos depressivos aparecem como a 4ª principal causa entre 15 e 24 anos e a 6ª entre os 25 e 49 anos. Transtornos de ansiedade ficaram em 24º lugar, incluindo todas as faixas etárias, 25º lugar nas idades de 0-14 anos, 7º lugar entre os 15 e 24 anos e o 15º entre os 25 e 49 anos[18].

Entre as 25 principais causas de anos vividos com incapacidade (YLDs) em 2019, os transtornos depressivos ficaram em segundo lugar, os transtornos de ansiedade em oitavo e a esquizofrenia em vigésimo. Os transtornos alimentares ocuparam a 55ª posição entre todas as comorbidades, incluindo todas as faixas etárias, sendo a 28ª na faixa etária de 15 a 24 anos e a 36ª nas idades de 25 a 49 anos. Em todas as faixas etárias, os transtornos depressivos foram os mais prevalentes entre os transtornos mentais, com exceção da categoria de 0 a 14 anos, para a qual o transtorno de conduta foi a principal causa de sobrecarga[18].

Podemos identificar um grande declínio da saúde mental na população geral, especialmente na faixa etária de 15 a 49 anos. Os dados são alarmantes, ainda mais se considerarmos que esse número é provavelmente maior, uma vez que muitas pessoas que sofrem de transtornos mentais não buscam ajuda profissional e, portanto, não recebem diagnóstico. Desse modo, os transtornos mentais afetam quase 30% da população mundial ao longo da vida e estão entre os principais responsáveis pelo aumento da carga de doença global, somando 32% dos anos vividos com incapacidade[19].

Apesar dos avanços nas psicoterapias e nos tratamentos farmacológicos, boa parte dos pacientes não responde de forma satisfatória, não atingindo a remissão total. Outro fator preocupante é o baixo acesso de grande parte da população a serviços de saúde mental especializados. Esse quadro ainda é agravado pelo perfil clínico dos pacientes psiquiátricos, que têm risco aumentado de mortalidade prematura quando comparados à população em geral. A expectativa de vida desses pacientes é reduzida em 7 a 24 anos (variação relacionada ao método do estudo epidemiológico). Cerca de 60% da mortalidade observada nos pacientes psiquiátricos se deve à coexistência de doenças cardiovasculares, diabetes tipo 2, acidente vascular cerebral e obesidade. A síndrome metabólica – definida por uma combinação de obesidade abdominal/central, hipertensão arterial e dislipidemia – está presente em 58% dos pacientes psiquiátricos; igualmente distribuídos entre a esquizofrenia, transtorno bipolar e transtorno depressivo maior[20].

Através desses dados, podemos constatar que os cuidados com a alimentação e o estilo de vida se tornam cada vez mais necessários, não apenas para auxiliar na saúde mental, como também para auxiliar na melhora de condições crônicas frequentemente associadas aos transtornos mentais e rebaixamento cognitivo.

PSIQUIATRIA NUTRICIONAL E MEDICINA DO ESTILO DE VIDA

É necessário frisar que, embora a alimentação tenha um papel crucial na promoção de saúde, é igualmente importante dedicar atenção aos demais aspectos do estilo de vida, conforme preconizado pela Medicina do Estilo de Vida (MEV). Desse modo, a Psiquiatria Nutricional se relaciona com a MEV e está inserida entre os seus pilares constituintes.

O termo "*Lifestyle Medicine*" foi utilizado pela primeira vez em 1989 em um simpósio europeu sob o título *Cancer control and lifestyle medicine. Present and future of indoor air quality: proceedings of the Brussels Conference*, mas foi em 1999 que um cardiologista – James Rippe –, da *Harvard Medical School*, lançou o que é considerado o primeiro livro-texto da especialidade *Lifestyle Medicine*. Ainda assim, médicos, profissionais de saúde e pesquisadores trabalhavam de forma independente, sem que as peças do quebra-cabeça dos hábitos e suas relações com a saúde pudessem formar o que hoje já se estabeleceu como campo de atuação e pesquisa[21,22].

A primeira instituição oficial dedicada à pesquisa e disseminação dos conceitos relacionados à MEV foi o *American College of Lifestyle Medicine* (ACLM), fundado em 2013; a partir de 2017, aconteceu a primeira certificação na especialidade, realizada pelo ACLM, que atualmente acontece em todos os cinco continentes. A definição de MEV pelo ACLM[23] é: "O uso de abordagens de estilo de vida, baseadas em evidências – como dieta predominantemente vegetal e com alimentos integrais, atividade física regular, sono restaurador, controle do estresse, prevenção do uso de substâncias tóxicas e conexão social positiva – como modalidades terapêuticas primárias para o tratamento e prevenção e, em alguns casos, reversão de doenças crônicas".

SEIS PILARES PRINCIPAIS DA MEDICINA DO ESTILO DE VIDA [23]

Alimentação saudável

Hábitos alimentares podem não só evitar doenças, mas também tratar e, em alguns casos, reverter condições que seriam crônicas, como o diabetes tipo 2. A composição de uma dieta saudável não é complexa, porém difícil de colocar na prática sem a ajuda de profissionais e/ou o envolvimento da comunidade em que a pessoa está inserida: comida de verdade, fresca, baseada em vegetais (*plant-based diet*) e feita em casa. O ambiente também é um fator determinante do comportamento alimentar. O trabalho multidisciplinar é indispensável, já que ainda existe uma lacuna no ensino da nutrição aos médicos, o que afeta conhecimento, habilidades e confiança para orientar e/ou encaminhar aos cuidados nutricionais[24].

Sono reparador

O sono é uma necessidade humana que sofre influência social exercida pelo ambiente e está sujeito a fatores interpessoais. O desconectar se tornou um desafio da atualidade, criando uma barreira para o número de horas necessárias ao sono saudável, uma vez que globalização e tecnologia passam a fazer parte do cotidiano, tornando o ser humano "ligado" 24 horas por dia, 7 dias da semana. A perda da qualidade do sono traz graves consequências à saúde cerebral, emocional e física, aumentando os riscos de doenças cardiovasculares, metabólicas e psiquiátricas. Apesar de envolver mecanismos moleculares, genéticos e celulares involuntários, é diferente do respirar; portanto, dormir com qualidade e quantidade, assim como comer, vai depender de comportamentos voluntários – em que a MEV pode exercer sua função de instrumentalizar o paciente para mudar os hábitos que estão sob seu controle[25].

Nível de atividade física

A OMS tem por objetivo diminuir a inatividade física em 15% entre adultos e adolescentes até 2030[26]. Porém, existe uma longa jornada para o alcance dessa meta. A atividade física regular é um conhecido fator de proteção, prevenção e gestão de doenças não transmissíveis (foco principal da MEV), e o sedentarismo possui boa parcela de responsabilidade por grande parte do adoecimento da população mundial. No entanto, na prática, o "saber" não é sinônimo do "agir". Isso foi demonstrado por um estudo americano que avaliou a adesão à atividade física 10 anos após a publicação de seu *Physical Activity Guidelines for Americans*, com achados, no mínimo, intrigantes: houve aumento do comportamento sedentário e não houve diferença estatística para o aumento de atividade física[27]. Na prática clínica, muitos pacientes se queixam de não saber como iniciar a mudança e desistem por acharem que não vão conseguir; neste momento, ter um profissional habilitado e com conhecimento na área fará toda a diferença.

Combate ao tabagismo e ao uso de drogas ilícitas e uso de álcool com moderação

O uso abusivo de substâncias psicoativas resulta em substancial carga socioeconômica, e a tendência observada é um aumento de sua prevalência[28]. O tabagismo, por exemplo, é um dos principais fatores de risco para morte prematura, segundo dados do *Global Burden of Disease*[29]. Esses comportamentos são muitas vezes utilizados como instrumento de enfrentamento da insônia, do mal-estar, do estresse do dia a dia, para dormir melhor, para trabalhar melhor, entre outros, levando à dependência e riscos graves à saúde. As duas principais ferramentas utilizadas por profissionais da MEV nasceram do conjunto de abordagens à dependência química – a Entrevista Motivacional e o Modelo Transteórico de Mudanças.

Relacionamentos interpessoais

A conectividade social é um dos fatores de proteção de maior impacto para evitar a morte prematura, e a solidão é um fator de risco cardiovascular maior que a obesidade[30]. O isolamento social percebido é uma das principais causas de estresse crônico em adultos. Há uma crescente prevalência da solidão na sociedade contemporânea[31], o que está relacionado a alguns fatores, como o envelhecimento da população (o número de pessoas acima de 60 anos triplicou desde 1950); maior número de pessoas morando sozinhas; famílias em que ambos os pais trabalham; casamentos mais "frágeis"; e a internet mudando a forma de interação, com o crescimento da participação em redes sociais. Ajudar pacientes a lidar com essa realidade também é um papel dos profissionais da MEV.

Manejo do estresse

Evento estressor é todo aquele que demanda energia para adaptação e que quando se torna crônico pode resultar em adoecimento[32]. Uma pessoa com altos níveis de estresse tem piora do padrão alimentar[33], aumento do comportamento sedentário[33,32], perda da qualidade do sono[34], isolamento social e maior risco de uso de substâncias psicoativas[33]. Ensinar aos pacientes a manejar o estresse, fornecendo meios de enfrentamento saudáveis e eficazes, é um dos objetivos primários da MEV, uma vez que a resposta do indivíduo ao evento estressor estará relacionada ao desfecho saúde ou doença.

Os pilares estão interconectados, e a melhora de um pode resultar em melhora de outros, como num círculo virtuoso, assim como a piora em um deles pode funcionar como uma bola de neve, impactando negativamente todos os demais. A MEV envolve ainda o autocuidado do médico, dos profissionais da saúde e estudantes de Medicina, uma vez que a profissão médica tem alta prevalência da síndrome de *burnout*[35]. A literatura aponta que o estilo de vida de pacientes e seus médicos têm uma correlação direta - médicos com bons hábitos, pacientes idem[36].

No Brasil, oficialmente a MEV chegou em 2018 com a fundação do Colégio Brasileiro de Medicina do Estilo de Vida (CBMEV) e com o "I Curso Brasileiro de Medicina do Estilo de Vida Aplicado à Clínica", ocorrido no Instituto de Psiquiatria do Hospital das Clínicas da Faculdade de Medicina da Universidade de São Paulo, organizado pelo Grupo de Interconsultas. Em 2020, foi lançado em uma das principais publicações brasileiras o primeiro livro de Psiquiatria com uma seção toda dedicada à MEV aplicada à Saúde Mental[36,37].

REFERÊNCIAS BIBLIOGRÁFICAS

1. World Health Organization. Mental health: a state of well-being. www.who.int:features:factfiles:mental_health:en.
2. Ginn S, Horder J. "One in four" with a mental health problem: The anatomy of a statistic. BMJ. 2012;344:e1302.
3. Steel Z, Marnane C, Iranpour C, Chey T, Jackson JW, Patel V, et al. The global prevalence of common mental disorders: A systematic review and meta-analysis 1980-2013. Int J Epidemiol. 2014;43:476-93.
4. Lopez AD, Murray CC. The global burden of disease, 1990–2020. Nat Med. 1998;4(11):1241-3.

5. Lasalvia A, Zoppei S, Van Bortel T, Bonetto C, Cristofalo D, Wahlbeck K, et al. Global pattern of experienced and anticipated discrimination reported by people with major depressive disorder: A cross-sectional survey. Lancet. 2013;381:55-62.
6. Thornicroft G, Brohan E, Rose D, Sartorius N, Leese M. Global pattern of experienced and anticipated discrimination against people with schizophrenia: a cross-sectional survey. Lancet. 2009;373:408-15.
7. Vos T, Barber RM, Bell B, Bertozzi-Villa A, Biryukov S, Bolliger I, et al. Global, regional, and national incidence, prevalence, and years lived with disability for 301 acute and chronic diseases and injuries in 188 countries, 1990-2013: A systematic analysis for the Global Burden of Disease Study 2013. Lancet. 2015;386:743-800.
8. Jacka FN, Pasco JA, Mykletun A, Williams LJ, Hodge AM, O'Reilly SL, et al. Association of Western and traditional diets with depression and anxiety in women. Am J Psychiatry. 2010; 167(3):305-11.
9. Jacka FN, Kremer PJ, Berk M, de Silva-Sanigorski AM, Moodie M, Leslie ER, et al. A prospective study of diet quality and mental health in adolescents. PLoS One. 2011;6.
10. Jacka FN, Ystrom E, Brantsaeter AL, Karevold E, Roth C, Haugen M, et al. Maternal and early postnatal nutrition and mental health of offspring by age 5 years: A prospective cohort study. J Am Acad Child Adolesc Psychiatry. 2013;52:1038-47.
11. Jacka FN, O'Neil A, Opie R, Itsiopoulos C, Cotton S, Mohebbi M, et al. A randomised controlled trial of dietary improvement for adults with major depression (the 'SMILES' trial). BMC Med. 2017.
12. Ekstrand B, Scheers N, Rasmussen MK, Young JF, Ross AB, Landberg R. Brain foods - the role of diet in brain performance and health. Nutr Rev. 2021;79(6):693-708.
13. Rogers GB, Keating DJ, Young RL, Wong ML, Licinio J, Wesselingh S. From gut dysbiosis to altered brain function and mental illness: Mechanisms and pathways. Mol Psychiatry. 2016;21:738-48.
14. Agostinho P, Cunha RA, Oliveira C. Neuroinflammation, Oxidative Stress and the Pathogenesis of Alzheimer's Disease. Curr Pharm Des. 2010;16(25):2766-78.
15. Nepal B, Brown LJ, Anstey KJ. Rising Midlife Obesity Will Worsen Future Prevalence of Dementia. PLoS One 2014;9:e99305.
16. Whiteford HA, Ferrari AJ, Degenhardt L, Feigin V, Vos T. The global burden of mental, neurological and substance use disorders: An analysis from the global burden of disease study 2010. PLoS One. 2015;10.
17. GBD 2015 Mortality and Causes of Death Collaborators. Global, regional, and national life expectancy, all-cause mortality, and cause-specific mortality for 249 causes of death, 1980-2015: a systematic analysis for the Global Burden of Disease Study 2015. Lancet. 2016;388:1459-544.
18. GBD 2019 Mental Disorders Collaborators. Global, regional, and national burden of 12 mental disorders in 204 countries and territories, 1990–2019: a systematic analysis for the Global Burden of Disease Study 2019. Lancet Psychiatry. 2022;9:137-50.
19. Firth J, Solmi M, Wootton RE, Vancampfort D, Schuch FB, Hoare E, et al. A meta-review of 'lifestyle psychiatry': the role of exercise, smoking, diet and sleep in the prevention and treatment of mental disorders. World Psychiatry. 2020;19:360-80.
20. Penninx BWJH, Lange SMM. Metabolic syndrome in psychiatric patients: overview, mechanisms, and implications. Dialogues Clin Neurosci. 2018;20:63-72.
21. Yeh B-I, Kong ID. The Advent of Lifestyle Medicine. J Lifestyle Med. 2013;3:1-8.
22. Rippe JM. Lifestyle Medicine Book. 3. ed. CRC Press; 1999.
23. American College of Lifestyle Medicine. Definition of Lifestyle Medicine. [acesso em outubro de 2024]. Disponível em: https://lifestylemedicine.org/overview/

24. Crowley J, Ball L, Hiddink GJ. Nutrition in medical education: a systematic review. Lancet Planet Health. 2019;3:e379-e389.
25. Grandner MA. Sleep, Health, and Society. Sleep Med Clin. 2017;12:1-22.
26. Bull FC, Al-Ansari SS, Biddle S, Borodulin K, Buman MP, Cardon G, et al. World Health Organization 2020 guidelines on physical activity and sedentary behaviour. Br J Sports Med. 2020;54:1451-62.
27. Du Y, Liu B, Sun Y, Snetselaar LG, Wallace RB, Bao W. Trends in Adherence to the Physical Activity Guidelines for Americans for Aerobic Activity and Time Spent on Sedentary Behavior among US Adults, 2007 to 2016. JAMA Netw Open. 2019;2.
28. Prom-Wormley EC, Ebejer J, Dick DM, Bowers MS. The genetic epidemiology of substance use disorder: A review. Drug Alcohol Depend. 2017;180:241-59.
29. Murray CJL, Aravkin AY, Zheng P, Abbafati C, Abbas KM, Abbasi-Kangevari M, et al. Global burden of 87 risk factors in 204 countries and territories, 1990–2019: a systematic analysis for the Global Burden of Disease Study 2019. The Lancet 2020;396:1223-49.
30. Holt-Lunstad J, Smith TB, Baker M, Harris T, Stephenson D. Loneliness and Social Isolation as Risk Factors for Mortality: A Meta-Analytic Review. Perspect Psychol Sci. 2015;10(2):227-37.
31. Xia N, Li H. Loneliness, Social Isolation, and Cardiovascular Health. Antioxid Redox Signal. 2018;28:837-51.
32. Dėdelė A, Miškinytė A, Andrušaitytė S, Bartkutė Ž. Perceived stress among different occupational groups and the interaction with sedentary behaviour. Int J Environ Res Public Health. 2019;16.
33. Cortes ML, Louzado JA, Oliveira MG, Bezerra VM, Mistro S, Medeiros DS, et al. Association between perceived stress and health-risk behaviours in workers. Psychol Health Med. 2022;27:746-60.
34. Blaxton JM, Bergeman CS, Whitehead BR, Braun ME, Payne JD. Relationships among nightly sleep quality, daily stress, and daily affect. J Gerontol B Psychol Sci Soc Sci. 2017;72(3):363-72.
35. Hartzband P, Groopman J. Physician Burnout, Interrupted. N Engl J Med. 2020;382:2485-7.
36. Miguel EC, Lafer B, Elkis H, Forlenza OV. Clínica Psiquiátrica: a terapêutica psiquiátrica. 3. ed. Barueri: Manole; 2021.
37. Miguel EC, Lafer B, Elkis H, Forlenza OV. Clínica Psiquiátrica: 3 volumes. Barueri: Manole; 2020.

Capítulo **2**

Conceitos básicos em saúde mental para profissionais de saúde não especialistas

Roberta Carbonari Muzy
Ana Paula Lopes Carvalho

INTRODUÇÃO

Este capítulo tem por objetivo apresentar conceitos fundamentais àqueles que não são especialistas em saúde mental. A Psiquiatria, como especialidade médica, tem suas particularidades, e um profissional de saúde que atenda um paciente com diagnóstico psiquiátrico vai se beneficiar – e ao seu atendimento – ao conhecer os principais aspectos que envolvem uma avaliação psiquiátrica básica.

A Biblioteca Virtual em Saúde do Ministério da Saúde (Brasil) divulgou que, em 2019, quase um bilhão de pessoas – incluindo 14% dos adolescentes do mundo – apresentavam um transtorno mental[1]. As mortes por suicídio representavam 1 em cada 100, e 58% dos suicídios ocorreram antes dos 50 anos de idade.

A maioria dos pacientes procura primeiro um profissional de saúde não especialista para cuidar de suas queixas de sofrimento emocional e/ou psiquiátrico, portanto, é de extrema importância que todos os profissionais de saúde – incluindo nutricionistas e educadores físicos – saibam reconhecer casos que precisam ser encaminhados a profissionais especializados.

SEMIOLOGIA PSIQUIÁTRICA

"Qual é o papel da atenção primária no cuidado à saúde mental?" Em um artigo do InformaSUS, da Universidade Federal de São Carlos (UFSCar)[2], obtemos a resposta. Ao explicar, os autores apontam para o fato de a Organização Mundial da Saúde (OMS) chamar a atenção para uma alta prevalência dos chamados transtornos mentais comuns (sofrimentos psíquicos mais prevalentes) na população em geral, com estudos mostrando que aproximadamente 20% da população apresenta algum tipo de sofrimento psíquico que necessitaria de atendimento profissional[2].

Transtornos mentais comuns incluem diferentes tipos de depressão e transtornos de ansiedade e podem causar intenso estresse emocional e sofrimento, em geral sem afetar a função cognitiva de indivíduos[3].

A principal ferramenta clínico-diagnóstica na Psiquiatria é a Semiologia – a investigação estruturada da história clínica, o estudo dos sinais e sintomas apresentados pelo paciente. Os exames complementares serão necessários para descartar doenças não psiquiátricas com manifestações psicopatológicas. Então, o estetoscópio aqui será "ouvidos e olhos atentos e treinados", para que se execute uma boa anamnese e um exame psíquico apurado.

> O exame do estado mental é uma avaliação do funcionamento mental do paciente, no momento do exame, com base nas observações que foram feitas durante a entrevista. Assim, ele pode variar de um momento para outro, em função de mudanças na psicopatologia do paciente. Da mesma forma que o exame físico de um paciente com hipertensão arterial pode mostrar uma pressão arterial normal, em razão do paciente estar medicado, o exame do estado mental de um esquizofrênico pode deixar de apresentar alucinações, pelo mesmo motivo.[4]

Enquanto se faz a anamnese do paciente, o exame psíquico ocorre quase concomitantemente (Quadro 1). Durante a entrevista, o profissional observa as funções psíquicas da pessoa examinada[4].

Quadro 1 Exame psíquico – elementos avaliados

1. Apresentação durante a entrevista
2. Linguagem e pensamento
3. Sensopercepção
4. Afetividade e humor
5. Atenção e concentração
6. Memória (remota – recente – imediata)
7. Orientação no tempo e no espaço
8. Consciência
9. Capacidade intelectual, juízo crítico da realidade

Após a construção da hipótese diagnóstica psiquiátrica, existem duas verificações obrigatórias, antes que seja fechado que aqueles sintomas são de ordem de adoecimento mental primário:

1. Descartar que a síndrome seja secundária ao uso de substâncias.
2. Descartar que a síndrome seja secundária a alguma doença não psiquiátrica com sintomas comportamentais e/ou psíquicos.

Os critérios diagnósticos de toda doença mental/psiquiátrica apresentam esses dois elementos como itens a serem verificados, além dos sinais e sintomas[5].

RASTREAMENTO DE DIAGNÓSTICO PSIQUIÁTRICO NA PRÁTICA

Na literatura médica, existem inúmeros questionários de rastreio e/ou triagem para investigação de sintomatologia psiquiátrica. Dois deles, muito utilizados para ajudar a investigar transtornos mentais comuns, são o PHQ-9 e o SRQ-20. É importante destacar que estes não são instrumentos diagnósticos: o diagnóstico só poderá ser feito por um profissional de saúde habilitado.

O Quadro 2 mostra alguns instrumentos validados para triagem em saúde mental[6]. O PHQ-9 (*Patient Health Questionnaire*) possui nove perguntas que avaliam a presença dos sintomas para um episódio depressivo: humor deprimido, anedonia (perda de interesse ou prazer em fazer as coisas), problemas com o sono, cansaço ou falta de energia, mudança no apetite ou peso, sentimento de culpa ou inutilidade, problemas de concentração, sentir-se lento ou inquieto e pensamentos suicidas.

Quadro 2 PHQ-9

Agora vamos falar sobre como o(a) sr.(a) tem se sentido nas últimas duas semanas

I. Nas últimas duas semanas, quantos dias o(a) sr.(a) teve pouco interesse ou pouco prazer em fazer as coisas?

(0) Nenhum dia
(1) Menos de uma semana
(2) Uma semana ou mais
(3) Quase todos os dias

II. Nas últimas duas semanas, quantos dias o(a) sr.(a) se sentiu para baixo, deprimido(a) ou sem perspectiva?

(0) Nenhum dia
(1) Menos de uma semana
(2) Uma semana ou mais
(3) Quase todos os dias

(continua)

Quadro 2 PHQ-9 *(continuação)*

III. Nas últimas duas semanas, quantos dias o(a) sr.(a) teve dificuldade para pegar no sono ou permanecer dormindo ou dormiu mais do que de costume?
(0) Nenhum dia
(1) Menos de uma semana
(2) Uma semana ou mais
(3) Quase todos os dias
IV. Nas últimas duas semanas, quantos dias o(a) sr.(a) se sentiu cansado(a) ou com pouca energia?
(0) Nenhum dia
(1) Menos de uma semana
(2) Uma semana ou mais
(3) Quase todos os dias
V. Nas últimas duas semanas, quantos dias o(a) sr.(a) teve falta de apetite ou comeu demais?
(0) Nenhum dia
(1) Menos de uma semana
(2) Uma semana ou mais
(3) Quase todos os dias
VI. Nas últimas duas semanas, quantos dias o(a) sr.(a) se sentiu mal consigo mesmo(a) ou achou que é um fracasso ou que decepcionou sua família ou a você mesmo(a)?
(0) Nenhum dia
(1) Menos de uma semana
(2) Uma semana ou mais
(3) Quase todos os dias
VII. Nas últimas duas semanas, quantos dias o(a) sr.(a) teve dificuldade para se concentrar nas coisas (como ler o jornal ou ver televisão)?
(0) Nenhum dia
(1) Menos de uma semana
(2) Uma semana ou mais
(3) Quase todos os dias
VIII. Nas últimas duas semanas, quantos dias o(a) sr.(a) teve lentidão para se movimentar ou falar (a ponto de as outras pessoas perceberem), ou, ao contrário, esteve tão agitado(a) que ficava andando de um lado para o outro mais do que de costume?
(0) Nenhum dia
(1) Menos de uma semana
(2) Uma semana ou mais
(3) Quase todos os dias
IX. Nas últimas duas semanas, quantos dias o(a) sr.(a) pensou em se ferir de alguma maneira ou que seria melhor estar morto(a)?
(0) Nenhum dia
(1) Menos de uma semana
(2) Uma semana ou mais
(3) Quase todos os dias
X. Considerando as últimas duas semanas, os sintomas anteriores lhe causaram algum tipo de dificuldade para trabalhar ou estudar ou tomar conta das coisas em casa ou para se relacionar com as pessoas?
(0) Nenhuma dificuldade
(1) Pouca dificuldade
(2) Muita dificuldade
(3) Extrema dificuldade

O SRQ (*Self-Reporting Questionnaire*) tem originalmente 30 itens. Já a versão brasileira conta com as 20 questões para rastreamento de transtornos mentais não psicóticos e foi validada no início da década de 1980 (Quadro 3).

Quadro 3 SRQ-20

1. O sr(a). tem dores de cabeça com frequência?
2. Tem falta de apetite?
3. O(a) sr(a). dorme mal?
4. O(a) sr(a). fica com medo com facilidade?
5. Suas mãos tremem?
6. O(a) sr(a). se sente nervoso(a), tenso(a) ou preocupado(a)?
7. Sua digestão não é boa ou sofre de perturbação digestiva?
8. O(a) sr(a). não consegue pensar com clareza?
9. Sente-se infeliz?
10. O(a) sr(a). chora mais que o comum?
11. Acha difícil apreciar (gostar de) suas atividades diárias?
12. Acha difícil tomar decisões?
13. Seu trabalho diário é um sofrimento? Tormento? Tem dificuldade em fazer o seu trabalho?
14. O(a) sr(a). não é capaz de ter um papel útil na vida?
15. O(a) sr(a). perdeu interesse nas coisas?
16. Acha que é uma pessoa que não vale nada?
17. O pensamento de acabar com a sua vida já passou por sua cabeça?
18. O(a) sr(a). se sente cansado(a) todo o tempo?
19. O(a) sr(a). tem sensações desagradáveis no estômago?
20. Fica cansado(a) com facilidade?

QUANDO ENCAMINHAR AO PSIQUIATRA?

Uma pesquisa conduzida na Universidade Federal de São Paulo (Unifesp) identificou que os médicos generalistas e de atenção primária não se sentiam confiantes para se responsabilizarem pelo acompanhamento continuado de pacientes psiquiátricos[7]. Portanto, a identificação de sintomas de transtornos mentais nos pacientes é fundamental para o encaminhamento ao especialista. O profissional de saúde deve ao menos ser capaz de identificar alguns indícios para que possa encaminhar os pacientes ao especialista[3]. Se durante uma consulta surgir a suspeita clínica de um diagnóstico psiquiátrico, o paciente deve ser encaminhado para avaliação e, se necessário, ao acompanhamento clínico para tratamento.

A resposta para a pergunta “Quando encaminhar ao psiquiatra?” dependerá da profissão (médico, nutricionista, psicólogo?) e do grau de familiarização, experiência clínica em saúde mental e gravidade do caso. Em caso de dúvida: encaminhe.

PRINCIPAIS TRANSTORNOS PSIQUIÁTRICOS QUE SE RELACIONAM COM A PSIQUIATRIA NUTRICIONAL

De acordo com a OMS, mais de 10% da população mundial sofre com algum tipo de transtorno mental. Isso corresponde a, aproximadamente, 1 a cada 8 pessoas, cerca de 1 bilhão de indivíduos[8]. Um diagnóstico psiquiátrico é caracterizado por alterações clinicamente significativas na cognição, regulação emocional ou comportamento. Tendo como base a 11ª Revisão da Classificação Internacional de Doenças (CID-11)[9], iremos descrever brevemente os principais transtornos mentais, com foco naqueles que mais afligem a população e que podem, em algum grau, se beneficiar da Psiquiatria Nutricional e da Medicina do Estilo de Vida.

Transtornos depressivos

Transtornos depressivos afetam cerca de 280 milhões de pessoas em todo o mundo[8]. A prevalência ao longo da vida no Brasil está em torno de 15,5%, sendo o país com maior prevalência de depressão da América Latina e o segundo nas Américas. Segundo a OMS, a depressão situa-se em 4º lugar entre as principais causas de ônus, respondendo por 4,4% dos ônus acarretados por todas as doenças durante a vida. Ocupa o 1º lugar quando considerado o tempo vivido com incapacitação (11,9%)[10,11]. Os transtornos depressivos podem causar grande sofrimento ao indivíduo, gerando problemas no trabalho, no meio familiar e na comunidade, bem como aumentar o risco de suicídio.

Embora a fisiopatologia seja complexa e de origem multifatorial, a manifestação clínica consiste em uma síndrome bem definida. Seus sintomas envolvem alteração no humor (triste ou disfórico), na cognição (memória, concentração e processamento de informações diminuídos, além de desesperança e sensação de desamparo), sintomas comportamentais (isolamento social, lentificação psicomotora) e neurovegetativos (alteração de sono e apetite).

Os episódios depressivos apresentam os sintomas fundamentais de humor deprimido, perda de interesse e fatigabilidade, e os sintomas acessórios, de concentração e atenção reduzidas, autoestima e autoconfiança reduzidas, ideias de culpa e inutilidade, visões desoladas e pessimistas do futuro, ideias ou atos autolesivos ou suicídio, sono perturbado e apetite diminuído. Na presença de dois sintomas fundamentais associados a pelo menos dois sintomas acessórios, temos diagnosticado um episódio depressivo.

Transtornos de ansiedade

Em 2019, 301 milhões de pessoas viviam com transtornos de ansiedade, incluindo 58 milhões de crianças e adolescentes[12]. Segundo a OMS, 1 em cada 13 pessoas sofre de transtornos de ansiedade[12], sendo a classe de transtornos mentais mais comuns em todo o mundo. Estudos indicam que até 33,7% das pessoas serão afetadas por sintomas de ansiedade em algum momento durante suas vidas[13].

O Brasil é o país com maior prevalência de transtornos de ansiedade, de acordo com um relatório da OMS divulgado em 2017[10]. Novos dados divulgados em 2023 apontam que 26,8% dos brasileiros receberam diagnóstico médico de ansiedade. Um terço (31,6%) da população mais jovem, de 18 a 24 anos, é ansiosa – os maiores índices de ansiedade entre todas as faixas etárias no Brasil. Esses dados são do Covitel 2023, um levantamento nacional em que foram ouvidas 9 mil pessoas de todas as regiões do Brasil[14].

A ansiedade é caracterizada fisiologicamente pela ativação autonômica sistêmica (eg., taquicardia, taquipneia, aumento da pressão arterial, tensão muscular), envolvendo a experiência subjetiva de desconforto, bem como padrões cognitivos, atencionais e mnemônicos característicos. Quando a ansiedade e preocupações excessivas (expectativa apreensiva) estão associadas a três ou mais dos seis sintomas – inquietação, fatigabilidade, dificuldade em concentrar-se ou sensações de branco na mente, irritabilidade, tensão muscular e alteração no sono, na maioria dos dias, pelo período mínimo de 6 meses –, tem-se o diagnóstico de transtorno de ansiedade.

Existem vários subtipos de transtornos de ansiedade ou relacionados ao medo – sugerimos a consulta do CID 11 para pormenores de cada transtorno.

Transtorno bipolar

O transtorno bipolar afeta mais de 40 milhões de pessoas no mundo[15]. É caracterizado por episódios de depressão e mania que geralmente ocorrem sem que haja um motivo aparente. Essas fases tendem a durar poucas semanas ou até mesmo meses. A chave para o diagnóstico está nos episódios maníacos; sendo assim, uma pessoa pode receber o diagnóstico de transtorno bipolar sem ter passado por episódios depressivos, mas jamais pode receber esse diagnóstico sem ter passado por episódios de mania ou hipomania.

Em um episódio depressivo, o indivíduo pode se sentir sem energia, desmotivado, triste, ser pessimista, ter dificuldades em sentir prazer (anedonia), entre outros. Essa fase costuma durar mais de 2 semanas, chegando a durar meses. Já no episódio maníaco, todas as funções psíquicas estão aceleradas, mas podem ser vivenciadas emoções negativas como raiva e irritabilidade. A pessoa tem muita energia, não precisa dormir muito e não se sente cansada, por isso, inicia diversos projetos, faz compras compulsivamente, passa muito tempo socializando, engaja-se em atividades de risco e chega a ter delírios de grandeza (acreditando ser capaz de fazer tudo, por exemplo). Em geral, um episódio maníaco dura menos tempo que um episódio depressivo, frequentemente tendo seu curso limitado a apenas 1 semana. Existem também casos em que os sintomas de depressão e de mania se misturam, dando origem a um episódio de humor misto. Nessas situações, pode haver alterações no apetite e padrões de sono e a pessoa sentir-se mal, mas também cheia de energia e produtiva.

Não se sabe exatamente as causas, mas estima-se a influência de fatores genéticos e ambientais, como histórico de vida com abusos, traumas e perdas significativas. Os sintomas precisam ter uma duração específica para que o diagnóstico seja feito, sendo[16]:

- Episódio maníaco: duração mínima de 1 semana.
- Episódio hipomaníaco: duração mínima de 4 dias consecutivos.
- Episódio depressivo: duração mínima de 2 semanas.

Os dois principais transtornos bipolares são classificados como[16]:

- Transtorno bipolar I: os sintomas devem incluir um estado de humor alterado consistente com um episódio maníaco e/ou depressivo (ou seja, humor deprimido, disfórico, eufórico ou expansivo) e estar presente a maior parte do dia, quase todos os dias, durante um período de pelo menos 2 semanas, a menos que encurtado por uma intervenção de tratamento. Embora o diagnóstico possa ser feito com base na evidência de um único episódio maníaco ou misto, episódios tipicamente maníacos ou mistos se alternam com episódios depressivos ao longo do curso do transtorno.
- Transtorno bipolar II: é definido pela ocorrência de um ou mais episódios hipomaníacos e pelo menos um episódio depressivo. Um episódio hipomaníaco é um estado de humor persistente com duração de pelo menos

vários dias, caracterizado por elevação persistente do humor ou aumento da irritabilidade, bem como aumento da atividade ou uma experiência subjetiva de aumento de energia, acompanhados por outros sintomas característicos, como aumento da loquacidade, pensamentos rápidos ou acelerados, aumento da autoestima, diminuição da necessidade de sono, distratibilidade e comportamento impulsivo ou imprudente. Os sintomas representam uma mudança do humor, do nível de energia e do comportamento típico do indivíduo, mas não são graves o suficiente para causar prejuízo acentuado no funcionamento, como nos episódios maníacos propriamente ditos. Não há histórico de episódios maníacos ou mistos.

Esquizofrenia

A esquizofrenia acomete aproximadamente 24 milhões de pessoas, 1 em cada 300 pessoas em todo o mundo[17], e se caracteriza por deficiências significativas na percepção e mudanças no comportamento. Os sintomas podem incluir delírios persistentes, alucinações, pensamento desorganizado, comportamento altamente atípico ou agitação extrema. Pessoas com esquizofrenia podem apresentar dificuldades persistentes no funcionamento cognitivo e costumam ter uma expectativa de vida 15-20 anos inferior à da população em geral[18].

Caracterizada por sintomas positivos (delírios, alucinações, fluxo aberrante de pensamentos) e sintomas negativos (apatia, retração, lentidão), a esquizofrenia é um transtorno psiquiátrico debilitante. Os fenômenos psicopatológicos mais importantes incluem o eco do pensamento, a imposição ou o roubo do pensamento, a divulgação do pensamento, a percepção delirante, ideias delirantes de controle, de influência ou de passividade, vozes alucinatórias que comentam ou discutem com o paciente na terceira pessoa.

Usualmente mantêm-se claras a consciência e a capacidade intelectual, embora certos déficits cognitivos possam evoluir no curso do tempo. A evolução dos transtornos esquizofrênicos pode ser contínua, episódica com ocorrência de um déficit progressivo ou estável, ou comportar um ou vários episódios seguidos de uma remissão completa ou incompleta.

A genética não explica totalmente sua etiologia, e outros fatores, principalmente o ambiente, têm sido explorados. Além disso, os tratamentos atuais para esquizofrenia estão associados a efeitos colaterais consideráveis, necessitando do desenvolvimento de estratégias de tratamento aprimoradas[19,20].

Transtorno de déficit de atenção e hiperatividade

O transtorno de déficit de atenção e hiperatividade (TDAH) é uma condição do neurodesenvolvimento e se caracteriza por uma tríade sintomatológica persistente de desatenção, hiperatividade e impulsividade, levando o indivíduo à dificuldade de privilegiar um foco e o sustentar com nível suficiente de atenção, modular níveis de atividade cognitiva e controlar os comportamentos impulsivos. É um dos transtornos mais comuns entre as crianças, com prevalência mundial de 5% a 6%, podendo se estender até a vida adulta em que a prevalência observada é de 2,5%, variando muito de acordo com a cultura e a abordagem da incidência[21].

Nesse transtorno, observa-se prejuízo de funcionalidade que acaba por impactar funções importantes do dia a dia e realização pessoal e social, como a de concluir tarefas, perceber o tempo, manter o foco, trabalhar, estudar e restringir comportamentos inadequados. Os sintomas iniciam-se na infância, podendo persistir ao longo de toda a vida, e incluem:

- Desatenção: constante interrupção de tarefas e atividades, com frequente perda de interesse, desviando-se para outras atividades.
- Hiperatividade/impulsividade: inquietação psicomotora intensa, com clara dificuldade em permanecer parado ou quieto; dificuldades na realização de atividades estruturadas de maneira calma e organizada, mesmo quando há compreensão de sua inadequação e desejo voluntário de controle.

Potenciais causas incluem fatores genéticos, bioquímicos, sensoriomotores, fisiológicos e comportamentais. Embora o TDAH seja considerado um transtorno de crianças e sempre comece durante a infância, as diferenças neurofisiológicas subjacentes persistem durante a vida adulta e os sintomas comportamentais continuam evidentes na idade adulta em cerca de metade dos casos. Em adultos, os sintomas incluem dificuldade de concentração, dificuldade de concluir tarefas (comprometimento da função executiva), oscilações de humor, impaciência, dificuldade de manter relacionamentos, agitação e inquietação, no lugar da clara hiperatividade motora que ocorre em crianças pequenas.

O diagnóstico do TDAH é clínico e se baseia em avaliações médicas, de desenvolvimento, educacionais e psicológicas abrangentes. Os critérios diagnósticos do DSM-5 incluem 9 sinais e sintomas de desatenção e 9 de hiperatividade e impulsividade. O diagnóstico que usa esses critérios requer 6 ou mais sinais e sintomas de um ou ambos os grupos. Além disso, é necessário que os sintomas estejam presentes muitas vezes por mais de 6 meses, sejam mais pronunciados do que o esperado para o nível de desenvolvimento da criança, ocorram em pelo menos 2 situações (p. ex. casa e escola), estejam presentes antes dos 12 anos de idade (pelo menos alguns sintomas) e interfiram em sua capacidade funcional em casa, na escola ou no trabalho.

Transtorno do espectro do autismo

O transtorno do espectro do autismo (TEA) é um transtorno do neurodesenvolvimento que afeta 1 em cada 100 pessoas no mundo[22,23]; nos últimos 50 anos, a prevalência de TEA tem aumentado expressivamente. Acreditava-se que os casos de TEA fossem decorrentes de fatores genéticos, no entanto, atualmente, fatores ambientais são considerados parte importante da explicação do grande aumento na prevalência de TEA.

Caracterizado por prejuízo no comportamento social, comunicação, prevalência de comportamento repetitivo e estereotipado, às vezes pode envolver deficiências de processos cognitivos e transtornos de ansiedade. Os sintomas começam cedo na infância, podendo se manifestar durante o primeiro ano de vida, mas, dependendo da gravidade dos sintomas, o diagnóstico só se torna claro na idade escolar. As duas características principais que definem TEA são déficits persistentes na comunicação e interação sociais e padrões repetitivos restritos de comportamento, interesses e/ou atividades.

Essas duas características devem estar presentes na infância (embora possam não ser reconhecidas naquele momento) e devem ser graves o suficiente para prejudicar significativamente a capacidade da criança de conviver em casa, na escola ou em outras situações. As manifestações devem ser mais pronunciadas do que o esperado para o nível de desenvolvimento da criança e ajustadas às normas nas diferentes culturas.

Exemplos de déficits de comunicação e interação sociais incluem:

- Déficits na reciprocidade social e/ou emocional (p. ex., incapacidade de iniciar ou responder a interações sociais ou conversas, nenhum compartilhamento de emoções).
- Déficits de comunicação social não verbal (p. ex., dificuldade de interpretar a linguagem corporal, gestos e expressões das outras pessoas; redução nas expressões faciais e gestos e/ou contato visual).

- Déficits no desenvolvimento e na manutenção de relacionamentos (p. ex., estabelecer amizades, ajustar o comportamento a situações diferentes).

Exemplos dos padrões repetitivos e restritos de comportamento, interesses e/ou atividades incluem:

- Falas ou movimentos estereotipados ou repetitivos (p. ex., agitar as mãos ou estalar os dedos repetidamente, repetir frases idiossincráticas ou ecolalia, alinhar brinquedos);
- Adesão inflexível a rotinas e/ou rituais (p. ex., sentir aflição extrema em pequenas mudanças nas refeições ou roupas, ter rituais de saudação estereotipados).
- Interesses muito restritos anormalmente fixos (p. ex., preocupação com aspiradores de pó, pacientes mais velhos que anotam horários de voos).
- Reação exagerada ou falta de reação a estímulos sensoriais (p. ex., aversão extrema a cheiros, aromas ou texturas específicas; indiferença aparente à dor ou temperatura).

O diagnóstico dos TEA é clínico, baseia-se nos critérios do *Manual Diagnóstico e Estatístico de Transtornos Mentais, 5ª edição (DSM-5)* e requer evidências de comprometimento da interação e comunicação sociais e a presença de mais de 2 comportamentos ou interesses estereotipados, repetitivos e restritos. Além dos testes padronizados, recomenda-se exames metabólicos e genéticos para ajudar a identificar doenças tratáveis ou hereditárias.

Demências e doença de Alzheimer

Demência é uma síndrome associada a uma série de doenças que, ao longo do tempo, destroem as células nervosas e danificam o cérebro, levando à deterioração das funções cognitivas. O comprometimento das funções cognitivas é comumente acompanhado e, ocasionalmente, precedido por alterações no humor, no controle emocional, no comportamento ou na motivação.

Fatores que aumentam o risco de desenvolver demência incluem idade avançada (mais comum em pessoas com 65 anos ou mais), pressão alta (hipertensão), níveis elevados de açúcar no sangue (diabetes), sobrepeso ou obesidade, tabagismo, consumo excessivo de álcool, sedentarismo, isolamento social e depressão.

Os primeiros sinais e sintomas são esquecer eventos recentes, perder objetos, se perder ao caminhar ou dirigir, ficar confuso mesmo em lugares familiares, perder a noção do tempo, dificuldades em resolver problemas ou tomar decisões, problemas para acompanhar conversas ou dificuldade para encontrar palavras, dificuldades em realizar tarefas familiares e avaliar mal as distâncias dos objetos. Mudanças comuns de humor e comportamento incluem sentir-se ansioso, triste ou irritado com a perda de memória, mudanças de personalidade, comportamento inapropriado e retirada do trabalho ou atividades sociais.

O Alzheimer é o tipo de demência mais comum, representando aproximadamente de 60% a 70% dos casos. É uma doença neurodegenerativa em que as células do cérebro e suas conexões se degeneram e morrem. Desse modo, o funcionamento cerebral vai diminuindo e afetando negativamente todas as áreas da vida da pessoa. Estima-se que existam no mundo mais de 55 milhões de pessoas com a doença de Alzheimer. Segundo a Associação Brasileira de Alzheimer (ABRAz), no Brasil há mais de 1,8 milhão de casos[24].

Os principais sintomas que indicam o aparecimento de Alzheimer são falta de memória para acontecimentos recentes, repetição da mesma pergunta várias vezes, dificuldade para acompanhar conversações ou pensamentos complexos, incapacidade de elaborar estratégias para resolver problemas, dificuldade para dirigir e encontrar caminhos conhecidos, dificuldade para encontrar palavras que exprimam ideias e sentimentos, irritabilidade, desconfianças injustificadas, agressividade, passividade, interpretações erradas de estímulos visuais ou auditivos e tendência ao isolamento.

Duas das características neuropatológicas que caracterizam os cérebros com a doença de Alzheimer são placas amiloides e emaranhados neurofibrilares. As placas são formadas principalmente por depósitos extracelulares de peptídeo beta-amiloide (Aβ), e os emaranhados neurofibrilares correspondem ao acúmulo intracelular de fibrilas denominadas filamentos helicoidais emparelhados (PHF). Embora essas duas marcas da doença de Alzheimer sejam amplamente estudadas, não está claro se elas são as causas ou marcadores da doença de Alzheimer[25].

REFERÊNCIAS BIBLIOGRÁFICAS

1. Brasil. Ministério da Saúde. Biblioteca Virtual em Saúde. OMS divulga Informe Mundial de Saúde Mental: transformar a saúde mental para todos. 2024. [acesso em outubro de 2024].

Disponível em: https://bvsms.saude.gov.br/oms-divulga-informe-mundial-de-saude-mental--transformar-a-saude-mental-para-todos/
2. Martini LC. Qual o papel da atenção primária no cuidado da saúde mental? InformaSUS-UFSCar. 15 de dezembro de 2020. [acesso em outubro de 2024]. Disponível em: https://informasus.ufscar.br/qual-o-papel-da-atencao-primaria-no-cuidado-da-saude-mental/
3. Papachristopoulos I, Sazakli E, Leotsinidis M. General practitioners' views towards management of common mental health disorders: The critical role of continuing medical education. BMC Prim Care. 2023;24(1):63.
4. Zuardi AW, Loureiro SR. Semiologia especializada. Medicina Ribeirão Preto. 1996;29:44-53.
5. Wells RHC, Bay-Nielsen H, Braun R, Israel RA, Laurenti R, Maguin P, et al. CID-10: classificação estatística internacional de doenças e problemas relacionados à saúde. São Paulo: Edusp; 2011.
6. Bolsoni LM, Zuardi AW. Estudos psicométricos de instrumentos breves de rastreio para múltiplos transtornos mentais. J Bras Psiquiatr. 2015;64:63-9.
7. Ballester DA, Filippon AP, Braga C, Andreoli SB. The general practitioner and mental health problems: challenges and strategies for medical education. Sao Paulo Med J. 2005;123(2):72-6.
8. World Health Organization. Mental disorders. 8 de junho de 2022. [acesso em outubro de 2024]. Disponível em: https://www.who.int/news-room/fact-sheets/detail/mental-disorders
9. World Health Organization. CID-11 para Estatísticas de Mortalidade e de Morbidade. [acesso em outubro de 2024]. Disponível em: https://icd.who.int/browse/2024-01/mms/pt
10. World health Organization. Depression and other common mental disorders: Global Health Estimates. 31 de janeiro de 2017. [acesso em outubro de 2024]. Disponível em: https://www.who.int/publications/i/item/depression-global-health-estimates
11. World Health Organization. Depressive disorder (depression). 31 de março de 2023. [acesso em outubro de 2024]. Disponível em: https://www.who.int/news-room/fact-sheets/detail/depression
12. World Health Organization. Anxiety disorders. 27 de setembro de 2023. [acesso em outubro de 2024]. Disponível em: https://www.who.int/news-room/fact-sheets/detail/anxiety-disorders
13. Bandelow B, Michaelis S. Epidemiology of anxiety disorders in the 21st century. Dialogues Clin Neurosci. 2015;17(3):327-35.
14. Covitel 2023. Inquérito telefônico de fatores de risco para doenças crônicas não transmissíveis em tempos de pandemia. [acesso em outubro de 2024]. Disponível em: https://observatoriodaaps.com.br/static/frontend/data/covitel/relatorio_covitel_2023.pdf
15. World Health Organization. Bipolar disorder. 8 de julho de 2024. [acesso em outubro de 2024]. Disponível em: https://www.who.int/news-room/fact-sheets/detail/bipolar-disorder
16. Brasil. Ministério da Saúde. DATASUS. F30-F39 Transtornos do humor [afetivos]. [acesso em outubro de 2024]. Disponível em: http://www2.datasus.gov.br/cid10/V2008/WebHelp/f30_f39.htm
17. World Health Organization. Schizophrenia. 10 de janeiro de 2022. [acesso em outubro de 2024]. Disponível em: https://www.who.int/news-room/fact-sheets/detail/schizophrenia
18. Hjorthøj C, Stürup AE, McGrath JJ, Nordentoft M. Years of potential life lost and life expectancy in schizophrenia: a systematic review and meta-analysis [published correction appears in Lancet Psychiatry. 2017 Sep;4(9):e19. doi: 10.1016/S2215-0366(17)30326-7]. Lancet Psychiatry. 2017;4(4):295-301.
19. Szeligowski T, Yun AL, Lennox BR, Burnet PWJ. The Gut Microbiome and Schizophrenia: The Current State of the Field and Clinical Applications. Front Psychiatry. 2020;11.

20. Brasil. Ministério da Saúde. DATASUS. F20-F29 Esquizofrenia, transtornos esquizotípicos e transtornos delirantes. [acesso em outubro de 2024]. Disponível em: http://www2.datasus.gov.br/cid10/V2008/WebHelp/f20_f29.htm
21. American Psychiatric Association (APA). DSM-5: Manual diagnóstico e estatístico de transtornos mentais. Arlington: APA; 2013.
22. Zeidan J, Fombonne E, Scorah J, Ibrahim A, Durkin MS, Saxena S, et al. Global prevalence of autism: A systematic review update. Autism Res. 2022;15(5):778-90.
23. World Health Organization. Autism. 15 de novembro de 2023. [acesso em outubro de 2024]. Disponível em: https://www.who.int/news-room/fact-sheets/detail/autism-spectrum-disorders
24. Associação Brasileira de Alzheimer. [acesso em outubro de 2024]. Disponível em: https://abraz.org.br/
25. Cacquevel M, Lebeurrier N, Cheenne S, Vivien D. Cytokines in Neuroinflammation and Alzheimers Disease. Curr Drug Targets. 2005;5(6):529-34.

Capítulo 3

Mecanismos envolvidos na relação da nutrição com a saúde mental: inflamação

Roberta Carbonari Muzy
Ana Paula Lopes Carvalho

Existem diversas vias implicadas no adoecimento mental que podem ser moduladas pela dieta. Neste e nos próximos capítulos, iremos descrever os mecanismos envolvidos na relação entre dieta e saúde mental, como a inflamação, o estresse oxidativo, a neuroplasticidade e a microbiota intestinal; esta última, uma via mediadora-chave para cada um desses processos[1].

Uma das descobertas mais importantes das duas últimas décadas foi que o sistema imunológico e os processos inflamatórios estão envolvidos em uma ampla variedade de problemas de saúde mental e física que dominam a morbimortalidade em todo o mundo. A inflamação é uma reação de defesa que visa combater algum agressor e restaurar uma parte do corpo afetada. Todos nós conhecemos os sinais clássicos da inflamação: se cortamos o dedo, ele incha, fica dolorido e quente. Está inflamado. Se, na eventualidade desse corte, bactérias se instalam e infeccionam, aí temos uma reação mais intensa, podendo aparecer pus e febre. O organismo está direcionando recursos para eliminar as bactérias e regenerar os tecidos lesionados. Esse esforço, então, se manifesta em inflamação local. Esse é um mecanismo feito para solucionar um problema, ou seja, assim que a bactéria é eliminada e a cicatrização está avançada, a inflamação termina. Esse é um caso de inflamação aguda e pontual – algo saudável e necessário[2].

Também chamada de inflamação sistêmica, subclínica ou silenciosa, a inflamação crônica ocorre quando a resposta inflamatória natural não é desativada e permanece por tempo indefinido[3]. Esse tipo de inflamação pode estar presente mesmo sem mostrar os sinais característicos de inchaço, dor e febre. É como se o corpo estivesse combatendo incessantemente inúmeros agressores, invasores e lesões. Se esse mecanismo de defesa – que também é um mecanismo de ataque para destruir invasores, eliminar toxinas e destruir tecidos danificados – fica ativo o tempo todo, passa a danificar também células, tecidos e órgãos saudáveis[4].

A inflamação crônica é um fator comum ligando diversas patologias que diferem em sua etiologia e fisiologia, como câncer, doenças autoimunes e infecções. Em determinada fase de cada uma dessas doenças, enquanto a inflamação crônica prossegue, alguns intervenientes-chave do sistema imunológico tornam-se imunossuprimidos, como as células *natural killer* (NK) e as células T. Esse ambiente supressivo é governado por processos complexos, caracterizados pelo acúmulo e ativação de células imunossupressoras, citocinas pró-inflamatórias, quimiocinas, fatores de crescimento e angiogênicos e pela ativação de diversas vias de sinalização inflamatória mediadas predominantemente por NF-κB e fatores de transcrição[2].

O fator de transcrição NF-κB destaca-se pela sua vasta gama de ações e pelo fato de diversas proteínas estarem integradas na dinâmica de sua ativação. Evidências recentes apontam o envolvimento desse fator na plasticidade, desenvolvimento e neurodegeneração, com funções essenciais e específicas em neurônios e células da glia. A plasticidade neuronal pode ser induzida pela ação de neurotrofinas, provavelmente pela regulação da diferenciação e sobrevivência neuronal. As ações do fator de crescimento nervoso (NGF) também parecem estar, ao menos em parte, associadas à ativação do NF-κB, por meio de uma ação junto aos receptores da tirosina quinase A e da neurotrofina p75[5].

Os fatores desencadeadores de uma resposta inflamatória tradicional, aguda, são geralmente descritos em termos de patógenos – um micróbio, parasita, corpo estranho ou tecido lesado – que ativam uma via de sinalização celular para iniciar a resposta imune. No entanto, no que tange à inflamação sistêmica de baixo grau, os fatores de risco mais comuns incluem infecções crônicas, sedentarismo, obesidade (visceral), disbiose intestinal, estresse psicológico, distúrbios do sono e ritmo circadiano interrompido, bem como exposição a xenobióticos, como poluentes do ar, produtos químicos industriais e tabagismo, além do padrão alimentar e suas consequências, que incluem síndrome metabólica, diabetes tipo 2, doença hepática gordurosa não alcoólica, doença cardiovascular, câncer, depressão, doenças autoimunes, doenças neurodegenerativas, sarcopenia, osteoporose e imunossenescência[3].

A inflamação crônica de baixo grau, caracterizada pelo aumento de citocinas pró-inflamatórias e proteínas de fase aguda, tem sido estudada como mecanismo presente em diversos transtornos psiquiátricos como depressão[6], esquizofrenia[7] e transtorno bipolar[8]. A atividade excessiva ou prolongada de citocinas inflamatórias perturba múltiplas funções neuronais, comprometendo a sinalização e ocasionando a interrupção da síntese, recaptação e liberação de neurotransmissores[9].

Devido a essa aparente conexão entre inflamação e transtornos mentais, em uma revisão de 43 metanálises envolvendo 704 publicações[10], pesquisadores propuseram a possibilidade de diferenciar transtornos psiquiátricos usando biomarcadores inflamatórios. Esse estudo apontou que transtornos psiquiátricos parecem estar associados a níveis elevados de diferentes marcadores inflamatórios – por exemplo, pacientes com transtorno de depressão maior e esquizofrenia apresentaram IL-6 e PCR elevados. Outro estudo[11] mostrou que concentrações elevadas de IFN-γ, IL-4 e IL-5 no soro materno no decorrer da gestação foram significativamente associadas a um risco aumentado do transtorno do espectro autista em 50%, independentemente do tipo de início e da presença de deficiência intelectual. Por outro lado, concentrações elevadas de IL-2, IL-4 e IL-6 foram significativamente associadas a um risco aumentado de atrasos de desenvolvimento, sem autismo.

Neste contexto, vale ainda mencionar a razão neutrófilo-linfócito, biomarcador de inflamação sistêmica. Neutrófilos e linfócitos são células mediadoras de duas vias imunes distintas. Diferente da população em geral, a razão neutrófilo-linfócito se apresentou elevada em uma parcela de doentes com esquizofrenia, transtorno depressivo maior e transtorno bipolar[12]. Reduções relatadas na razão após o tratamento e a remissão sugerem que, embora a razão neutrófilo-linfócito anormal não seja específica de nenhum transtorno, ela pode refletir um processo cerebral patológico que leva à disfunção cerebral, apoiando as hipóteses de que a neuroinflamação é importante para a etiologia dos transtornos psiquiátricos.

A cascata de neuroinflamação também é uma das hipóteses mais aceitas em relação ao mecanismo da doença de Alzheimer. Alguns investigadores associaram a neuroinflamação com a inflamação sistêmica de baixo grau e aumento da produção de citocinas pró-inflamatórias, como a interleucina (IL)-1, IL-6 e fator de necrose tumoral α (TNF-α), que pode ocorrer como consequência da imunossenescência (alterações no sistema imunológico devido ao envelhecimento), adiposidade e/ou desequilíbrio intestinal. A hipótese é que citocinas pró-inflamatórias produzidas perifericamente ocasionariam uma brecha na barreira hematoencefálica, permitindo a entrada dessas moléculas no sistema nervoso central, contribuindo para um quadro de neuroinflamação crônica. Embora a propensão genética seja fortemente estabelecida nos quadros de Alzheimer, não é possível excluir que fatores não genéticos também influenciem a formação da placa amiloide e do emaranhado e, portanto, podem desempenhar papéis importantes na gênese ou na progressão da doença. Entre esses fatores, as citocinas pró-inflamatórias podem ser consideradas peças-chave. Citocinas podem influenciar o acúmulo de peptídeos Aβ e a formação de emaranhados no cérebro, e esses componentes podem, por sua vez, estimular a micróglia, astrócitos e oligodendrócitos a superproduzir citocinas e, assim, gerar um "círculo vicioso", levando à perda sináptica irreversível e alterações de comportamento. Nesses processos, a IL-1 e o fator de crescimento transformador-β (TGF-β) são os principais agentes reguladores e promovem a síntese e o processamento da proteína precursora β-amiloide, favorecendo a deposição contínua de β-amiloide, que por sua vez ativa a síntese glial e a liberação de várias citocinas.[13-15]

As causas da inflamação crônica são multifacetadas e incluem vários fatores de estilo de vida, como estresse psicológico, tabagismo, obesidade, falta de sono e, de particular relevância para a presente discussão, a má alimentação[4]. As mudanças substanciais nos hábitos alimentares em todo o mundo nas últimas décadas, em que padrões alimentares ricos em fibras, micronutrientes e ácidos graxos poli-insaturados[16] ômega-3 foram substituídos por dietas ricas em gorduras saturadas e açúcares refinados, têm sido investigadas quanto à contribuição para a psicopatologia, particularmente os transtornos mentais mais comuns, depressão e ansiedade. Numerosos estudos relatam associações inversas entre a qualidade da dieta e os transtornos mentais, tanto transversal[17-19] como prospectivamente[20-22]. Essas associações também foram mostradas em crianças[23] e adolescentes[17] e são notavelmente concordantes entre culturas. Uma revisão narrativa recente, publicada na *Nutrition Reviews*[24], avaliou a influência da dieta na saúde mental e observou que o padrão alimentar ocidental, caracterizado por um consumo elevado de gorduras, principalmente trans e saturadas, rico em aditivos, alimentos ultraprocessados, açúcares e sal, está associado a alterações no hipocampo, região cerebral importante para a memória e cognição.

Um dos principais mecanismos de ação propostos para explicar essas relações consistentes entre alimentação e alterações psiquiátricas é o da inflamação. A qualidade da dieta pode ter impacto no funcionamento imunitário e nos níveis de inflamação sistêmica, o que subsequentemente poderia predispor ou intensificar alterações no funcionamento cerebral[25]. Dados de estudos populacionais indicam associação entre a qualidade habitual da dieta e a inflamação sistêmica. Por exemplo, no *Nurses' Health Study*, um padrão alimentar saudável, caracterizado por maior ingestão de vegetais e frutas, cereais integrais, peixe e legumes, foi associado a concentrações plasmáticas reduzidas de marcadores inflamatórios, incluindo PCR (proteína C reativa) e IL-6; por outro lado, um padrão pouco saudável ("ocidental"), rico em carnes processadas, carboidratos refinados e outros alimentos processados, foi associado a aumento de marcadores inflamatórios[26]. Da mesma forma, pesquisadores descobriram que um padrão alimentar ocidental estava associado a níveis mais elevados de PCR em homens participantes do Estudo de Acompanhamento de Profissionais de Saúde[27], enquanto, no estudo ATTICA, um padrão de dieta mediterrânea foi associado a marcadores inflamatórios mais baixos[28].

Mais um fator impactado pela dieta com influência direta na inflamação é o consumo elevado de ômega-6 presente nas dietas ocidentais, proveniente de óleos, frituras e alimentos ultraprocessados. Os ácidos graxos da família ômega-3 e ômega-6 desempenham funções importantes no organismo, por isso são considerados ácidos graxos essenciais, ou seja, não sintetizados endogenamente e que precisam ser adquiridos/ingeridos através da alimentação. Ambos estão envolvidos diretamente no sistema imune e nas respostas inflamatórias: os ácidos graxos ômega-3 possuem efeitos supressores, como ativação das células NK e inibição da proliferação de linfócitos, da produção de anticorpos e citocinas e da expressão de moléculas de adesão; os ácidos graxos ômega-6 possuem ambos os efeitos, tanto inibitório quanto estimulatório da resposta imune e inflamatória[29]. Portanto, uma proporção muito maior de ômega-6 em relação ao ômega-3 está ligada ao aumento da resposta inflamatória. A dieta ocidental é caracterizada por uma quantidade elevada de alimentos fontes em ômega-6 e pobres em ômega-3. Pesquisas apontam que as dietas ocidentais têm, em média, razão ômega-6/ômega-3 em torno de 20:1[30]. Órgãos de saúde de diferentes países, como Alemanha e Suécia, estabeleceram que uma boa relação para saúde seria de 5:1, enquanto no Japão essa recomendação é mais rigorosa, de 2:1. A *Food and Agriculture Organization* (FAO) estabelece uma recomendação de 5-10:1.

Um estudo identificou que indivíduos com depressão apresentaram razões de ômega-6/ômega-3 significativamente mais altas que os controles, além de níveis mais altos de TNF-α e IL-6, evidenciando, mais uma vez, o papel da inflamação nos sintomas depressivos[31]. Uma revisão sistemática e metanálise examinou a associação entre uma maior proporção de ácidos graxos ômega-6 e ômega-3 e depressão. Doze estudos de coorte prospectivos com 66.317 participantes no total (4.173 dos quais apresentavam depressão clínica) foram incluídos. Seis estudos avaliaram a ingestão alimentar de ácidos graxos, e os outros seis estudos avaliaram os níveis sanguíneos de ácidos graxos. Cinco estudos analisaram a depressão durante ou após a gestação, e o período de acompanhamento mais longo foi de 1 ano após o parto; dos outros sete estudos, o tempo de acompanhamento variou de 7 a 18 anos. Uma maior ingestão alimentar de ácidos graxos ômega-6 em relação ao ômega-3 foi associada a probabilidade 32% maior de depressão. Ao analisar apenas estudos em mulheres gestantes, uma proporção mais elevada de ácidos graxos ômega-6 em relação a ômega-3 foi associada a uma probabilidade 53% maior de depressão pré-natal e pós-parto[32].

A influência da dieta na inflamação não se limita a esses efeitos – por exemplo, alimentos de alta carga glicêmica, como açúcares isolados e grãos refinados, ingredientes comuns na maioria dos alimentos ultraprocessados, podem causar aumento do estresse oxidativo, ativando genes inflamatórios[33]. Além disso, a alta ingestão de sal, por exemplo, pode causar alterações adversas na composição da microbiota intestinal, como a redução da população de *Lactobacillus*, que possui atividade reguladora na integridade da barreira epitelial intestinal e regulação de permeabilidade intestinal e inflamação sistêmica[33].

A obesidade também tem sido foco de pesquisas quanto à avaliação do aumento de risco para transtornos psiquiátricos, como a depressão. As duas condições são cada vez mais prevalentes e reconhecidas como grandes preocupações de saúde pública em todo o mundo. Uma metanálise avaliou as associações bidirecionais entre obesidade e depressão em adolescentes por meio de estudos longitudinais. Usando um modelo de efeitos de qualidade ajustado ao viés para a metanálise, os resultados demonstraram que a obesidade aumentou o risco de desenvolver depressão ao longo do tempo em 27% (em adultos), e a depressão aumentou o risco de desenvolver obesidade em 58% (jovens e adultos)[34]. Na análise de sensibilidade, a associação entre a depressão aumentando risco de obesidade foi maior do que a da obesidade aumentando risco para depressão nas mulheres no início da idade adulta, em comparação com as mulheres no final da adolescência. Os resultados desse estudo sugerem que uma associação bidirecional entre depressão e obesidade foi mais forte para adolescentes do sexo feminino. Essa descoberta também sublinha a importância da detecção precoce e de estratégias de tratamento para inibir o desenvolvimento de transtornos recíprocos.

O maior estudo que examinou *status* de peso e depressão, feito com mais de 140 mil crianças, verificou que a chance de ter depressão foi 32% maior em crianças com obesidade em comparação a crianças eutróficas (95% CI 1,17-1,50), com a maior chance para as meninas. Esse estudo, por meio da análise de pesquisas longitudinais, encontrou evidências de que o risco para depressão persiste ao longo do tempo: crianças com obesidade tiveram 51% (95% CI 1,21-1,88) de aumento de chance de desenvolvimento de depressão comparadas a crianças eutróficas[35].

Como o foco deste capítulo é ater-se às relações entre padrão alimentar, inflamação e declínio da saúde mental, não traremos os demais fatores associados à obesidade que também podem ter relação com a precipitação de quadros depressivos, como a própria exclusão social, o preconceito sofrido, o *bullying* na infância, eventos que também podem estar associados à desregulação emocional, alteração do eixo hipotálamo-hipófise-adrenal (HPA) e, por consequência, desfechos de declínio de saúde mental. Cabe pontuar que esses demais fatores podem explicar, ou ao menos participar, dos possíveis desfechos.

A obesidade parece impactar o risco de desenvolver outros tipos de transtornos psiquiátricos, além da depressão. Por exemplo, um estudo[36] avaliou uma coorte australiana e sugeriu que a obesidade tem influência em quadros de demência, e que o diabetes tipo 2 está associado a risco aumentado para doença de Alzheimer. O artigo ressalta que a obesidade pode estar relacionada aos transtornos de humor e uma variedade de alterações e transtornos cognitivos.

Segundo estimativas do *World Obesity Atlas* 2024, metade das crianças no Brasil estará com excesso de peso em 2035. As estimativas para níveis globais de índice de massa corpórea (IMC) elevado sugerem que quase 3,3 mil milhões de adultos poderão ser afetados até 2035, em comparação com 2,2 milhões em 2020, o que reflete um aumento da prevalência de excesso de peso de 42% de adultos em 2020 para mais de 54% em 2035. Para os jovens de 5 a 19 anos, o número aumenta de 22% com IMC elevado para mais de 39% até 2035[37].

O acúmulo excessivo de gordura e a hipertrofia do tecido adiposo estimulam a liberação de mediadores inflamatórios, como TNF-α e IL-6, e reduzem a produção de adiponectina (peptídeos bioativos secretados pelos adipócitos e importantes na regulação energética, resposta inflamatória e imunológica), predispondo ao estado pró-inflamatório e ao estresse oxidativo[38]. O nível aumentado de IL-6 leva o fígado a sintetizar e secretar proteína C reativa[39].

Não apenas o tecido adiposo, mas também as células imunológicas, o fígado, o cérebro, os músculos e o pâncreas sofrem com o estado inflamatório na condição de obesidade e podem ser grandemente afetados. As quinases inflamatórias, como JNK (*c-jun N-terminal kinase*) e IkK (*Ikappa kinase*), além de inibirem a ação da insulina e a captação de glicose, regulam negativamente o processo transcricional, resultando no aumento da expressão de citocinas pró-inflamatórias, alterando a homeostase da insulina e ocasionando intolerância à glicose. As células de Kupffer, semelhantes a macrófagos, iniciam o processo inflamatório no fígado precedendo os sinais inflamatórios produzidos pelo tecido adiposo branco. A fibra muscular é afetada pelas citocinas, levando a uma diminuição da síntese de glicogênio[39]. O eixo HPA também sofre alterações por essa condição[40], afetando ainda mais a expressão de citocinas inflamatórias.

O acúmulo de massa gorda pode resultar de hipertrofia e/ou hiperplasia das células de gordura e está frequentemente associado à disfunção do tecido adiposo em adultos, resultando em inflamação sistêmica. Acreditava-se que essa resposta de inflamação sistêmica se desenvolvia após muitos anos de obesidade, mas foi constatado que essa inflamação já se faz presente na obesidade infantil em seus primeiros estágios[41]. O estudo de Landgraf e colaboradores avaliou alterações precoces na biologia e função do tecido adiposo por meio da caracterização experimental e clínica abrangente de 171 amostras de tecido de crianças e jovens de 0 a 18 anos. As análises mostraram um aumento no tamanho e número de adipócitos em crianças com obesidade em comparação com crianças com peso adequado (eutróficas), revelando a presença dessas alterações. A infiltração de macrófagos, incluindo a formação de estruturas em forma de coroa, foi aumentada no tecido adiposo de crianças e jovens com obesidade a partir dos 6 anos e foi associada a níveis séricos mais elevados de PCR. Clinicamente, a hipertrofia de adipócitos não foi apenas associada aos níveis séricos de leptina, mas foi alta e independentemente correlacionada com o HOMA-IR, marcador de resistência à insulina. Em resumo, a hipertrofia dos adipócitos está ligada ao aumento da inflamação no tecido adiposo em crianças e jovens com obesidade, fornecendo evidências de que a disfunção associada à obesidade pode se desenvolver na primeira infância e está fortemente relacionada à resistência à insulina.

É importante salientar que a obesidade, assim como transtornos psiquiátricos, é uma doença multifatorial, e entre suas causas está a alimentação hipercalórica e de baixa qualidade, mas a própria condição mental pode levar a uma alteração significativa do padrão e comportamento alimentar, podendo haver um aumento do apetite e presença de alimentação emocional, observada em alguns quadros de depressão[42].

A dieta ocidental, amplamente adotada em muitos países nos últimos 40 anos, é relativamente pobre em alimentos ricos em fibras, ômega-3 e outros prebióticos, e rica em alimentos ultraprocessados, alimentos de alto índice e carga glicêmica, enriquecidos com açúcar, gordura e sódio[43]. Esses fatores dietéticos podem influenciar a inflamação crônica, por meio da ingestão alterada de ácidos graxos, pelo aumento do estresse oxidativo, pelo aumento de adiposidade ou ainda por vias relacionadas a microbiota intestinal, como veremos mais adiante[44].

Em suma, as evidências sugerem ser altamente recomendável para pacientes psiquiátricos a correção e adequação de fatores nutricionais e de estilo de vida que possam contribuir para a diminuição da inflamação sistêmica. É importante ressaltar a máxima de que não se trata de um único alimento capaz de promover ou reduzir inflamação sistêmica de baixo grau quando ingerido, mas sim de um padrão alimentar e um estado nutricional que podem predispor o quadro. Por essa razão, a intervenção não se baseia em uma lista de alimentos a evitar ou ingerir, mas no ajuste de um equilíbrio alimentar e na promoção de um padrão alimentar capaz de promover saúde, fornecimento adequado de nutrientes e manutenção ou melhora da composição corporal.

REFERÊNCIAS BIBLIOGRÁFICAS

1. Marx W, Moseley G, Berk M, Jacka F. Nutritional psychiatry: The present state of the evidence. Proc Nutr Soc. 2017;76(4):427-36.
2. Ebert RH, Grant L. The experimental approach to the study of inflammation. The Inflammatory Process. 1974;3-49.
3. Furman D, Campisi J, Verdin E, Carrera-Bastos P, Targ S, Franceschi C, et al. Chronic inflammation in the etiology of disease across the life span. Nat Med. 2019;25:1822-32.
4. Pahwa R, Goyal A, Jialal I. Chronic Inflammation Continuing Education Activity. Treasure Island: StatPearls; 2024.
5. Glezer I, Marcourakis T, Werneck Avellar MC, Gorenstein C, Scavone C. The role of the transcription factor NF-kB in the molecular mechanisms of action of psychoactive drugs. Rev Bras Psiquiatr. 2000;22:20-30.
6. Berk M, Williams LJ, Jacka FN, O'Neil A, Pasco JA, Moylan S, et al. So depression is an inflammatory disease, but where does the inflammation come from? BMC Med. 2013;11.
7. Müller N, Myint AM, Schwarz MJ. Inflammation in schizophrenia. In: Donev R, editor. Advances in Protein Chemistry and Structural Biology. Academic Press Inc.; 2012. p. 49-68.

8. Berk M, Kapczinski F, Andreazza AC, Dean OM, Giorlando F, Maes M, et al. Pathways underlying neuroprogression in bipolar disorder: Focus on inflammation, oxidative stress and neurotrophic factors. Neurosci Biobehav Rev. 2011;35:804-17.
9. Beurel E, Toups M, Nemeroff CB. The Bidirectional Relationship of Depression and Inflammation: Double Trouble. Neuron. 2020;107:234-56.
10. Yuan N, Chen Y, Xia Y, Dai J, Liu C. Inflammation-related biomarkers in major psychiatric disorders: a cross-disorder assessment of reproducibility and specificity in 43 meta-analyses. Transl Psychiatry. 2019;9.
11. Goines PE, Croen LA, Braunschweig D, Yoshida CK, Grether J, Hansen R, et al. Increased midgestational IFN-γ, IL-4 and IL-5 in women bearing a child with autism: A case-control study. Mol Autism. 2011;2.
12. Mazza MG, Lucchi S, Tringali AGM, Rossetti A, Botti ER, Clerici M. Neutrophil/lymphocyte ratio and platelet/lymphocyte ratio in mood disorders: A meta-analysis. Prog Neuropsychopharmacol Biol Psychiatry. 2018;84:229-36.
13. Cacquevel M, Lebeurrier N, Chéenne S, Vivien D. Cytokines in Neuroinflammation and Alzheimer's Disease. Curr Drug Targets. 2004;5(6):529-34.
14. Luterman JD, Haroutunian V, Yemul S, Ho L, Purohit D, Aisen PS, et al. Cytokine Gene Expression as a Function of the Clinical Progression of Alzheimer Disease Dementia. Arch Neurol. 2000;57:1153-60.
15. Franceschi C, Bonafè M, Valensin S, Olivieri F, Luca M DE, Ottaviani E, et al. Inflamm-aging An Evolutionary Perspective on Immunosenescence. Ann N Y Acad Sci. 2000;908:244-54.
16. Drewnowski A, Popkin BM. The Nutrition Transition: Nutr Rev. 1997;55(2):31-43.
17. Jacka FN, Kremer PJ, Berk M, de Silva-Sanigorski AM, Moodie M, Leslie ER, et al. A prospective study of diet quality and mental health in adolescents. PLoS One. 2011;6.
18. Kuczmarski MF, Cremer Sees A, Hotchkiss L, Cotugna N, Evans MK, Zonderman AB. Higher Healthy Eating Index-2005 Scores Associated with Reduced Symptoms of Depression in an Urban Population: Findings from the Healthy Aging in Neighborhoods of Diversity Across the Life Span (HANDLS) Study. J Am Diet Assoc. 2010;110:383-9.
19. Jacka FN, Pasco JA, Mykletun A, Williams LJ, Hodge AM, O'Reilly SL, et al. Association of Western and Traditional Diets With Depression and Anxiety in Women. Am J Psychiatry. 2010;167:305-11.
20. Akbaraly TN, Brunner EJ, Ferrie JE, Marmot MG, Kivimaki M, Singh-Manoux A. Dietary pattern and depressive symptoms in middle age. Br J Psychiatry. 2009;195(5):408-13.
21. Martínez-González AM. The SUN cohort study (Seguimiento University of Navarra). Public Health Nutr. 2006;9(1A):127-31.
22. Sánchez-Villegas A, Toledo E, De Irala J, Ruiz-Canela M, Pla-Vidal J, Martínez-González MA. Fast-food and commercial baked goods consumption and the risk of depression. Public Health Nutr. 2012;15:424-32.
23. Kohlboeck G, Sausenthalera S, Standla M, Kolet S, Bauer C-P, von Berga A, et al. Food intake, diet quality and behavioral problems in children: results from the GINI-plus/LISA-plus studies. Ann Nutr Metab. 2012;60(4):247-56.
24. Ekstrand B, Scheers N, Rasmussen MK, Young JF, Ross AB, Landberg R. Brain foods – The role of diet in brain performance and health. Nutr Rev. 2021;79:693-708.
25. Castanon N, Lasselin J, Capuron L. Neuropsychiatric comorbidity in obesity: Role of inflammatory processes. Front Endocrinol (Lausanne). 2014;5.
26. Lopez-Garcia E, Schulze MB, Fung TT, Meigs JB, Rifai N, Manson JE, et al. Major dietary patterns are related to plasma concentrations of markers of inflammation and endothelial dysfunction. Am J Clin Nutr. 2004;80(4):1029-35.

27. Fung TT, Rimm EB, Rifai N, Tofler GH, Willett WC, Hu FB. Association between dietary patterns and plasma biomarkers of obesity and cardiovascular disease risk. Am J Clin Nutr. 2001;73:61-7.
28. Chrysohoou C, Panagiotakos DB, Pitsavos C, Das UN, Stefanadis C. Adherence to the Mediterranean diet attenuates inflammation and coagulation process in healthy adults: The ATTICA study. J Am Coll Cardiol. 2004;44:152-8.
29. Pawlosky RJ, Hibbeln JR, Lin Y, Goodson S, Riggs P, Sebring N, et al. Effects of beef-and fish--based diets on the kinetics of n3 fatty acid metabolism in human subjects. Am J Clin Nutr. 2003;77(3):565-72.
30. Perini JAL, Stevanato FB, Sargi SC, Visentainer EJL, Dalalio MMO, Matshushita M, et al. Ácidos graxos poli-insaturados n-3 e n-6: metabolismo em mamíferos e resposta imune. Rev Nutr. 2010.
31. Kiecolt-Glaser JK, Belury MA, Porter K, Beversdorf DQ, Lemeshow S, Glaser R. Depressive symptoms, omega-6: omega-3 fatty acids, and inflammation in older adults. Psychosom Med. 2007;69:217-24.
32. Wang Y, Dong L, Pan D, Xu D, Lu Y, Yin S, et al. Effect of High Ratio of n-6/n-3 PUFAs on Depression: A Meta-Analysis of Prospective Studies. Front Nutr. 2022;9.
33. Dickinson S, Hancock DP, Petocz P, Ceriello A, Brand-Miller E. High-glycemic index carbohydrate increases nuclear factor-kappaB activation in mononuclear cells of young, lean healthy subjects. Am J Clin Nutr. 2008;87(5):1188-93.
34. Müller DN, Wilck N, Haase S, Kleinewietfeld M, Linker RA. Sodium in the microenvironment regulates immune responses and tissue homeostasis. Nat Rev Immunol. 2019;19:243-54.
35. Luppino FS, De Wit LM, Bouvy PF, Stijnen T, Cuijpers P, Penninx BWJH, et al. Overweight, Obesity, and Depression A Systematic Review and Meta-analysis of Longitudinal Studies. Arch Gen Psychiatry. 2010;67(3):220-9.
36. Sutaria S, Devakumar D, Yasuda SS, Das S, Saxena S. Is obesity associated with depression in children Systematic review and meta-analysis. Arch Dis Child. 2019;104:64-74.
37. Nepal B, Brown LJ, Anstey KJ. Rising Midlife Obesity Will Worsen Future Prevalence of Dementia. PLoS One. 2014;9:e99305.
38. World Obesity Federation Global Obesity Observatory Obesity Atlas 2024.
39. Izaola O, de Luis D, Sajoux I, Domingo JC, Vidal M. Inflamación y obesidad (Lipoinflamación). Nutr Hosp. 2015;31:2352-8.
40. Francisqueti FV, Nascimento AF do, Correa CR. Obesidade, inflamação e complicações metabólicas. Nutrire. 2015;40:81-9.
41. Van De Sande-Lee S, Velloso LA. Disfunção hipotalâmica na obesidade. Arq Bras Endocrinol Metab. 2012;56(6).
42. Landgraf K, Rockstroh D, Wagner I V., Weise S, Tauscher R, Schwartze JT, et al. Evidence of early alterations in adipose tissue biology and function and its association with obesity-related inflammation and insulin resistance in children. Diabetes. 2015;64:1249-61.
43. Michopoulos V, Powers A, Moore C, Villarreal S, Ressler KJ, Bradley B. The mediating role of emotion dysregulation and depression on the relationship between childhood trauma exposure and emotional eating. Appetite. 2015;91:129-36.
44. Steele EM, Baraldi LG, Da Costa Louzada ML, Moubarac JC, Mozaffarian D, Monteiro CA. Ultra-processed foods and added sugars in the US diet: Evidence from a nationally representative cross-sectional study. BMJ Open. 2016;6.
45. Swithers SE, Ogden SB, Davidson TL. Fat substitutes promote weight gain in rats consuming high-fat diets. Behav Neurosci. 2011;125(4):512-8.

Capítulo **4**

Mecanismos envolvidos na relação da nutrição com a saúde mental: neuroplasticidade

Roberta Carbonari Muzy
Ana Paula Lopes Carvalho

Assim como a inflamação, o estresse oxidativo e a microbiota intestinal, a neuroplasticidade – ou plasticidade neural – é um dos mecanismos que sofrem influência da alimentação e estilo de vida, relacionada ao surgimento de transtornos mentais[1], já que é a neuroplasticidade que garante o pleno desenvolvimento e funcionamento neurológico do indivíduo.

Cumpre elucidar, inicialmente, que os conceitos de "plasticidade cerebral", "plasticidade neural", "plasticidade neuronal" e "plasticidade sináptica" podem ser compreendidos de forma sinonímica, sem grandes prejuízos de entendimento, pois todos os conceitos orbitam em torno da noção da capacidade adaptativa do cérebro em diferentes aspectos: biológico, físico, cognitivo, mental, entre outros. A delimitação mais precisa de cada conceito, contudo, pode resultar em um entendimento mais profundo da discussão científica, uma vez que cada acepção se relaciona pontualmente com um objeto de estudo a ser considerado: o cérebro, ou o sistema nervoso central (SNC), o sistema nervoso, os neurônios ou as sinapses[2].

A plasticidade cerebral refere-se ao cérebro e sua capacidade de modificação ao longo da vida. A plasticidade neural pode ser definida como uma mudança adaptativa na estrutura e nas funções do sistema nervoso, como função de interações com o ambiente interno ou externo ou, ainda, como resultado de injúrias, de traumatismos ou de lesões que afetam o ambiente neural[3]. A plasticidade neuronal, referente aos neurônios[3], é máxima durante o desenvolvimento, mas está desacelerada, em parte, no SNC adulto, manifestando-se como uma resposta a alterações de níveis hormonais, aprendizado de novas habilidades, resposta a alterações do meio e lesões.

O cérebro em desenvolvimento é moldado tanto por fatores genéticos endógenos quanto por experiência exógena. A plasticidade cerebral é máxima em janelas de tempo específicas durante o desenvolvimento inicial, também conhecidas como períodos críticos. Além da experiência sensorial, vários sistemas neuromoduladores podem afetar tanto os períodos críticos quanto a plasticidade[4].

Uma das marcas dos processos cognitivos é a variabilidade que existe entre indivíduos saudáveis. Na verdade, um crescente conjunto de evidências sugere que essa variabilidade está intrinsecamente ligada à variabilidade dentro dos sistemas neuromoduladores. Por exemplo, a potência dos sistemas dopaminérgico e colinérgico muda ao longo da vida, e as capacidades cognitivas tendem a correlacionar-se com a maturação desses sistemas. A função em forma de U invertido da sinalização de dopamina ilustra bem esse ponto: um nível ideal de dopamina resulta em função neuronal melhorada, enquanto níveis de dopamina insuficientes ou excessivos prejudicam a função[5]. Da mesma forma, também foi demonstrado que as funções colinérgicas diminuem durante o envelhecimento e estão ligadas ao declínio cognitivo e perceptivo relacionado à idade[4].

Entendendo que a neuroplasticidade tem participação da neuromodulação e de neurotransmissores, a hipótese de que a alimentação participe ou contribua com esses processos se fortalece, uma vez que os alimentos, além de fontes de macro e micronutrientes, são fontes naturais de substâncias que podem exercer efeitos cruciais no sistema nervoso humano. Algumas dessas substâncias são os neurotransmissores (NT) acetilcolina (ACh), os aminoácidos modificados glutamato e ácido gama-aminobutírico (GABA) e as aminas biogênicas dopamina, serotonina (5-HT) e histamina. Diferentes alimentos de origem animal e vegetal, além de produtos botânicos não necessariamente alimentícios, apresentam esses elementos em sua composição[6]. Essas substâncias podem estar presentes naturalmente, como parte de processos metabólicos essenciais e interações ecológicas, ou derivar de processos tecnológicos controlados/não controlados. O tempo de maturação, os métodos de preservação e cozimento e a atividade microbiana participam desse processo, e a microbiota intestinal, que será abordada em outro capítulo, é fonte considerável de neurotransmissores.

Em humanos, a ACh, por exemplo, atua como neurotransmissor nas junções neuromusculares, nas sinapses ganglionares e em diversos locais do SNC, e sua presença está documentada em mais de 50 espécies de plantas, compreendendo as famílias *Gramineae*, *Leguminosae* e *Solanaceae*[7]. Em particular, estudos que avaliaram extratos de *Cucurbita pepo L.* (abóbora), *Solanum melongena L.* (berinjela) e *Spinacia oleracea L.* (espinafre) encontraram uma quantidade considerável de ACh[8], também encontrada nas sementes de *Pisum sativum L.* (ervilha), *Phaseolus radiatus L.* (feijão mungo) e *Phaseolus vulgaris L.* (feijão comum), indicando um possível papel durante a germinação[7], além de frutos de *Citrus aurantium L.* (laranja-amarga), *Fragaria vesca L.* (morango silvestre) e a raiz comestível de *Raphanus raphanistrum* subespécie *sativus L.* (rabanete)[6].

As informações sobre o conteúdo de dopamina nos alimentos são muito limitadas. Curiosamente, foi comprovado que as folhas de *Mucuna pruriens L.* (isto é, feijão-aveludado) contêm dopamina[9], possivelmente envolvida nos conhecidos efeitos "antiparkinsonianos" dos produtos obtidos das sementes[10]. Frutas do gênero *Musa*, como banana e plátano, e espécies de *Persea americana M.* (abacate) contêm altos níveis de dopamina – mais especificamente, os níveis de dopamina foram encontrados na casca da banana (700 μg/g), na polpa da banana (8 μg/g), e no abacate (4-5 μg/g). Nas plantas, a dopamina exerce um papel protetor e está envolvida na reprodução, organogênese, permeabilidade iônica[7], atividade antioxidante e formação de alcaloides[11].

Em 2020, a *Nutrients*, em uma revisão sobre os atuais conhecimentos sobre a presença de neurotransmissores em alimentos, apresentou um compilado de pesquisas de diversas substâncias neuroativas na composição de alimentos *in natura*[6]. No entanto, o significado da ingestão dietética e desfechos precisa ser mais amplamente investigado, por não haver dados significativos sobre composição *versus* biodisponibilidade ou implicações clínicas em neuroplasticidade. À medida que a investigação molecular e neurobiológica explica progressivamente a etiopatogenia das doenças cerebrais, novos estudos devem considerar se esses componentes dietéticos podem escapar ao metabolismo da microbiota intestinal, atuar nos receptores periféricos, ser transportados através dos enterócitos, escapar ao metabolismo esplâncnico, ser transportados através das barreiras hematoencefálicas (endotélio capilar e epitélio do plexo coroide) ou se podem exercer efeitos no SNC através de órgãos circunventriculares. Os pesquisadores pontuam que, a fim de investigar razoavelmente a capacidade dos neurotransmissores dietéticos de atravessar a barreira hematoencefálica, tanto modelos *in vitro* como investigações *in vivo* devem ser realizados para levar em conta o papel das células neuronais e da microvasculatura do cérebro.

O fator neurotrófico derivado do cérebro (BDNF – *brain-derived neurotrophic factor*) é uma proteína básica que interfere de forma positiva na regulação do sistema simpático, na neuroplasticidade cerebral e, em particular, na sobrevivência, diferenciação e proliferação dos neurônios. Outro possível papel endócrino do BDNF parece estar associado aos fatores nutricionais, já que estudos mostraram que os níveis circulantes de BDNF estão relacionados com a regulação do metabolismo energético[12].

O BDNF é expresso pelo gene bdnf no cromossomo 11 em humanos. A transcrição desse gene é controlada por nove promotores distintos. Ele é sintetizado pela primeira vez como o precursor pré-proBDNF no retículo endoplasmático. O pré-domínio é clivado, e o proBDNF é transportado para o aparelho de Golgi. O ProBDNF pode ser secretado na forma precursora ou clivado proteoliticamente intracelular ou extracelularmente para formar BDNF maduro (mBDNF). Ambas as formas, pró- e madura da proteína BDNF, são neuroativas, embora a atividade do proBDNF e do mBDNF tenha efeitos amplamente opostos. O ProBDNF liga-se e ativa o receptor de panneurotrofina p75NTR, membro da família de receptores do fator de necrose tumoral, promovendo a apoptose. O mBDNF liga-se com alta afinidade ao receptor de tirosina quinase B (TrkB)[13].

Quando o BDNF maduro, ou neurotrofinas com menor afinidade para TrkB, incluindo neurotrofina-4 e neurotrofina-3, se ligam ao domínio extracelular de TrkB, os domínios intracelulares do receptor dimerizam e autofosforilam um dos três resíduos de tirosina. A fosforilação em cada resíduo inicia uma cascata de sinalização distinta, que ativa fatores de transcrição, resultando em proliferação celular, sobrevivência celular, sinaptogênese e formação de memória (Figura 1).

No cérebro, o BDNF é expresso por neurônios, astrócitos[14] e micróglia[15]. O BDNF é altamente expresso no hipocampo, sendo encontrado em concentrações mais baixas no córtex cerebral e no tronco cerebral[13]. Vários fatores podem modular a expressão ou função do BDNF, entre eles o estresse pré-natal, no início da vida, e o estresse social, todos associados à redução da expressão de BDNF ou dos níveis de proteína[16]. A prática regular de atividade física está associada ao aumento da expressão do BDNF[17], e um ambiente enriquecedor e propício à saúde mental parece ser protetor na expressão do BDNF. Um mecanismo potencial para os efeitos neuroprotetores do BDNF relacionados ao exercício ocorre por meio da modulação da plasticidade sináptica e estrutural. As alterações plásticas induzidas pelo exercício incluem aumento da neurogênese, maior arborização de dendritos neuronais e sinaptogênese. Além disso, o aumento da vascularização acompanhado de maior complexidade

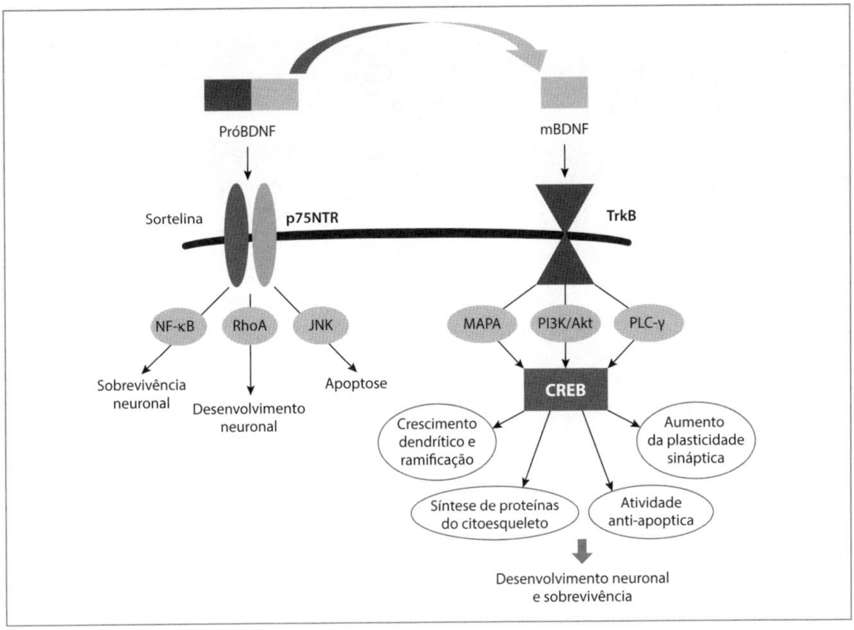

Figura 1 Diagrama de cascata de sinalização de fator neurotrófico derivado do cérebro (BDNF).

Fonte: traduzida de Porter GA; O'Connor JC, 2022.[13]

dendrítica e neurogênese poderia explicar o aumento do volume do hipocampo após o exercício[17].

Alguns estudos têm sugerido que a expressão do BDNF não se altera apenas em função da idade, o cérebro mantém a capacidade de responder aos efeitos estimuladores da neurogênese dos fatores de crescimento[18,19] em resposta às mudanças ambientais e pode ser estimulado mesmo em fases tardias para fornecer sinais moleculares para a proliferação[20]. No entanto, mudanças nos níveis de BDNF podem estar subjacentes à diminuição da neurogênese vista como consequência de doenças ou envelhecimento, e níveis baixos de BDNF estão associados a doenças neurodegenerativas relacionadas à idade, como a doença de Alzheimer[21] e a doença de Parkinson[22].

Os estudos clínicos que investigam o BDNF limitaram-se à medição do BDNF no sangue ou no líquido cefalorraquidiano, estando a medição direta de mRNA ou proteína no cérebro disponível apenas em amostras de tecido *post-mortem*. No entanto, uma vez que as medições *in vivo* do BDNF no cérebro não são possíveis, os estudos em humanos baseiam-se em inferências sobre os níveis de BDNF no SNC, dado que há evidências de que o BDNF pode atravessar a barreira hematoencefálica. Esses estudos assumem que o BDNF sérico é um *proxy* dos níveis de BDNF no cérebro[23].

Consistentemente, as medidas de BDNF no SNC (BDNF cerebral, b-BDNF) correlacionam-se com medidas de BDNF da periferia (BDNF sérico, sBDNF) tanto como 75% do BDNF de origem cerebral. No entanto, o significado funcional do BDNF no soro é uma questão controversa. O BDNF também é secretado em vários locais periféricos, como plaquetas, linfócitos e células musculares esqueléticas e lisas, e foi encontrada uma correlação negativa entre o BDNF sérico armazenado nas plaquetas e a depressão em humanos[24].

Pesquisadores também questionaram a ideia de o BDNF ser capaz de atravessar a barreira hematoencefálica[25], e outra consideração importante nessas medições é se estão sendo medidas formas pró- e maduras de BDNF, porque apenas alguns ensaios podem diferenciar o BDNF maduro – considerando que podem ter efeitos opostos, estes devem ser levados em consideração[26]. Por isso, os resultados dos estudos séricos devem ser interpretados com cautela, pois esta pode ser uma causa potencial para inconsistências relatadas entre estudos.

De qualquer modo, a correlação negativa entre os níveis de BDNF e os sintomas de depressão foi bem estabelecida; pesquisadores têm se interessado no BDNF como biomarcador para depressão há décadas, e dados clínicos demonstraram que os pacientes que sofrem de transtorno de depressão maior têm maior probabilidade de apresentar alterações na atividade de sinalização do BDNF-TrkB[27]. Além disso, o estresse psicossocial, conhecido fator associado ao aumento de risco para depressão e ansiedade, também está associado à redução dos níveis de BDNF[16].

Falamos sobre a inflamação crônica no capítulo anterior e como padrões alimentares, entre outros fatores, estão associados a esse tipo de inflamação. Os efeitos da inflamação periférica ou do desafio imunológico não permanecem na periferia; condições inflamatórias impactam o SNC através de vários mecanismos. A inflamação periférica pode aumentar a permeabilidade da barreira hematoencefálica, permitindo a infiltração de monócitos circulantes, citocinas e outras substâncias[28]. Citocinas e monócitos atraídos pela expressão de quimiocinas, como a proteína quimioatrativa de monócitos 1, chegam ao cérebro através de regiões com vazamento da barreira hematoencefálica ou através de sistemas de transporte ativo. Citocinas periféricas, PAMPs e DAMPs também podem impactar a homeostase cerebral por sinalização através do nervo vago[29] ou sinalização nas células endoteliais da barreira[30]. Essas vias de sinalização inflamatória iniciam a resposta neuroinflamatória no cérebro.

Contudo, do total da população humana exposta a elevados níveis de inflamação, só um subconjunto desenvolve sintomas de depressão maior. Por isso, os pesquisadores voltaram-se recentemente para a investigação dos fatores de risco ambientais e genéticos que contribuem para a vulnerabilidade de um paciente ao desenvolvimento de depressão, o que levanta a hipótese sugerida em estudos do papel do BDNF na modulação dos efeitos da neuroinflamação em um contexto psiquiátrico[17]. Uma deficiência de BDNF pode preparar o sistema para desenvolver sintomas neuropsiquiátricos em uma resposta desadaptativa ao comportamento induzido pela neuroinflamação.

Está bem documentado que dietas hipercalóricas com padrão ocidental estão associadas a efeitos deletérios na cognição, contribuindo para problemas de memória e aprendizagem[31]. Em um estudo longitudinal com idosos, a dieta ocidental foi um preditor de pior memória e velocidade de processamento[32]. Em jovens eutróficos, uma intervenção de 4[33] ou 8 dias[34] com um café da manhã de estilo ocidental (rico em gorduras saturadas e açúcares adicionados) foi suficiente para reduzir a aprendizagem e a memória dependentes do hipocampo.

Dado que extensas evidências de estudos em animais sugerem que os efeitos deletérios da dieta para a saúde mental estão relacionados ao volume do hipocampo, Felice Jacka e colaboradores examinaram a associação entre os padrões alimentares e o volume do hipocampo em humanos (Jacka et al., 2015). Os dados foram extraídos do Estudo de Personalidade e Saúde Total ao Longo da Vida e se concentraram em uma subamostra da coorte (n = 255), com participantes que tinham entre 60 e 64 anos no início do estudo em 2001, que completaram um questionário de frequência alimentar e foram submetidos a dois exames de ressonância magnética, um no início do estudo e outro ao fim, aproximadamente 4 anos depois.

O estudo mostrou que cada aumento de pontuação no padrão alimentar "prudente" saudável foi associado a um aumento no volume do hipocampo esquerdo, de 45,7 mm^3 (erro padrão 22,9 mm^3), enquanto o maior consumo de um padrão alimentar "ocidental" não saudável foi (independentemente) associado a um menor volume do hipocampo esquerdo, de 52,6 mm^3 (erro padrão 22,9 mm^3). Essas relações foram independentes de covariáveis, incluindo idade, sexo, educação, situação laboral, sintomas depressivos e medicação, atividade física, tabagismo, hipertensão e diabetes.

A conclusão do estudo foi que a menor ingestão de alimentos ricos em nutrientes e a maior ingestão de alimentos não saudáveis estão, cada uma, independentemente associadas ao menor volume do hipocampo esquerdo. Até onde sabemos, esse foi o primeiro estudo em humanos a demonstrar associações entre dieta e volume do hipocampo concordantes com dados previamente observados em modelos animais, indicando que aspectos da dieta têm impacto nas neurotrofinas, na neurogênese e na função do hipocampo. Essas descobertas sugerem o potencial das intervenções dietéticas para promoção e proteção de cognição e prevenção de desfechos negativos de saúde associados.

Há, no entanto, pouca literatura analisando os efeitos da dieta ocidental e seus componentes na função cerebral em humanos, como impacto direto em BDNF, mas traremos alguns estudos neste capítulo.

A doença de Alzheimer tem sido associada a declínio de BDNF em diversos estudos[21,35,36], assim como o declínio de BDNF está associado a comprometimento cognitivo[35,37]. Padrões nutricionais caracterizados por um consumo de alimentos ricos em gorduras saturadas ou hidrogenadas, excesso de proteínas de origem animal, excesso de carboidratos refinados e pobres em produtos de origem vegetal têm sido fortemente associados a risco aumentado de comprometimento cognitivo e considerados prejudiciais para a manutenção de funções cognitivas saudáveis, assim como dietas ricas em vegetais, frutas, grãos integrais, nozes e peixe, e pobres em carne vermelha, doces, laticínios com alto teor de gordura e alimentos ultraprocessados estão associadas a melhores funções cognitivas[31] e menor risco de demência[38].

Uma revisão sistemática forneceu uma visão geral da relação entre vários fatores nutricionais e concentrações de BDNF em estudos controlados de intervenção humana[39]. A revisão considerou 48 artigos que examinaram os efeitos de padrões alimentares ou alimentos, dietas baseadas na ingestão de energia, vitaminas e minerais, polifenóis, ácidos graxos poli-insaturados ômega-3, probióticos e suplementos alimentares diversos. Os pesquisadores encontraram fortes indícios de que os polifenóis tendem a ter um efeito positivo nas concentrações de BDNF. Quatro dos 11 estudos incluídos com intervenção de polifenóis mostraram um aumento significativo nas concentrações de BDNF.

Os polifenóis compreendem o maior grupo entre os compostos bioativos nos vegetais, sendo subdivididos em classes, de acordo com a estrutura química de cada substância[40]. Dentre os principais grupos de polifenóis, estão os ácidos fenólicos – o ácido clorogênico; os estilbenos – o resveratrol; as ligninas e os flavonoides. Este último grupo é o maior e mais estudado, possuindo mais de 5.000 compostos identificados, e tem como principais alimentos-fonte frutas e hortaliças, chás, cacau, soja, dentre outros[17]. Alguns compostos específicos estão em maiores concentrações em determinados alimentos, como a quercetina na cebola, miricetina no brócolis, as antocianinas em frutas de coloração vermelha-arroxeada, como cereja, morango e uvas, e as flavanonas em frutas cítricas, como laranja e tangerina. As ações fisiológicas exercidas pelos polifenóis ligadas à prevenção de doenças cardiovasculares, neurodegenerativas, câncer, entre outras, se dá principalmente em função da elevada capacidade antioxidante[40].

Outra revisão sistemática avaliou as evidências que examinam as associações das dietas mediterrânea, Abordagens Dietéticas para Hipertensão (DASH) e Intervenção Mediterrânea para Atraso Neurodegenerativo (MIND) e seus componentes dietéticos com declínio cognitivo, demência e doença de Alzheimer. No total, foram incluídos 56 artigos. Maior adesão à dieta mediterrânea foi associada a melhores pontuações cognitivas em 9 dos 12 estudos transversais, 17 dos 25 estudos longitudinais e 1 dos 3 ensaios. Maior adesão à dieta DASH foi associada a melhor função cognitiva em 1 estudo transversal, 2 de 5 estudos longitudinais e 1 ensaio. Maior adesão à dieta MIND foi associada a melhores escores cognitivos em 1 estudo transversal e 2 de 3 estudos longitudinais. As evidências sobre a associação desses padrões alimentares com a demência em geral foram limitadas. No entanto, uma maior adesão à dieta mediterrânea foi associada a um menor risco de Alzheimer em 1 estudo caso-controle e em 6 de 8 estudos longitudinais, e maior adesão às dietas DASH ou MIND foi associada a menor risco de Alzheimer em um estudo longitudinal[41].

As principais similaridades encontradas entre esses padrões de dietas estudados é a presença de alimentos *in natura*, fontes de polifenóis, ácidos graxos ômega-3 e abundância de antioxidantes. No próximo capítulo abordaremos amplamente a questão do estresse oxidativo no declínio de saúde mental e o papel dos antioxidantes como possíveis promotores de saúde cognitiva.

REFERÊNCIAS BIBLIOGRÁFICAS

1. Barbosa K, Costa NMB, Alfenas RCG, Paulo S, Minim VPR, Bressan J. Oxidative Stress: Concept, Implications and Modulating Factors. Rev Nutr. 2010;23(4):629-43.
2. Costa AR, Oliveira da Silva PL, Jacóbsen RT. Plasticidade cerebral: conceito(s), contribuições ao avanço científico e estudos brasileiros na área de Letras. Entrepalavras. 2019;9:457.
3. Oda JY, Sant'Ana DMG, Carvalho J. Plasticidade e Regeneração Funcional do Sistema Nervoso: Contribuição ao Estudo de Revisão. Arq Ciênc Saúde Unipar. 2022;171-6.
4. Voss P, Thomas ME, Cisneros-Franco JM, de Villers-Sidani É. Dynamic brains and the changing rules of neuroplasticity: Implications for learning and recovery. Front Psychol. 2017;8.

5. Störmer VS, Passow S, Biesenack J, Li SC. Dopaminergic and cholinergic modulations of visual-spatial attention and working memory: Insights from molecular genetic research and implications for adult cognitive development. Dev Psychol. 2012;48:875-89.
6. Briguglio M, Dell'Osso B, Panzica G, Malgaroli A, Banfi G, Dina CZ, et al. Dietary neurotransmitters: A narrative review on current knowledge. Nutrients. 2018;10(5):591.
7. Odjakova M, Hadjiivanova C. Animal Neurotransmitter Substances in Plants. Bulg J Plant Physiol. 1997;23:94-102.
8. Hartmann E, Kilbinger H. Occurrence of light-dependent acetylcholine concentrations in higher plants. Experientia. 1974;30(12):1397-8.
9. Guidotti BB, Gomes BR, Siqueira-Soares RC, Soares AR, Ferrarese-Filho O. The effects of dopamine on root growth and enzyme activity in soybean seedlings. Plant Signal Behav. 2013.
10. Cassani E, Cilia R, Laguna J, Barichella M, Contin M, Cereda E, et al. Mucuna pruriens for Parkinson's disease: Low-cost preparation method, laboratory measures and pharmacokinetics profile. J Neurol Sci. 2016;365:175-80.
11. Udenfriend S, Lovenberg W, Sjoerdsma A. Physiologically active amines in common fruits and vegetables. Arch Biochem Biophys. 1959;85:487-90.
12. Pimentel CVMB. Influência da dieta vegetariana no estado nutricional, em parâmetros bioquímicos e na expressão de BDNF circulante em adultos na cidade São Paulo. 178 f. Tese (Doutorado em Ciências) – Universidade de São Paulo, São Paulo, 2014.
13. Porter GA, O'Connor JC. Brain-derived neurotrophic factor and inflammation in depression: Pathogenic partners in crime? World J Psychiatry. 2022;12:77-97.
14. Saha RN, Liu X, Pahan K. Up-Regulation of BDNF in Astrocytes by TNF-α: A Case for the Neuroprotective Role of Cytokine. J Neuroimmune Pharmacol. 2006;1(3):212-22.
15. Coull JAM, Beggs S, Boudreau D, Boivin D, Tsuda M, Inoue K, et al. BDNF from microglia causes the shift in neuronal anion gradient underlying neuropathic pain. Nature. 2005;438:-1017-21.
16. Bath KG, Schilit A, Lee FS. Stress effects on BDNF expression: Effects of age, sex, and form of stress. Neuroscience. 2013;239:149-56.
17. Miranda M, Morici JF, Zanoni MB, Bekinschtein P. Brain-Derived Neurotrophic Factor: A Key Molecule for Memory in the Healthy and the Pathological Brain. Front Cell Neurosci. 2019:13:363.
18. Ziegenhorn AA, Schulte-Herbrüggen O, Danker-Hopfe H, Malbranc M, Hartung H-D, Anders D, et al. Serum neurotrophins—A study on the time course and influencing factors in a large old age sample. Neurobiol Aging. 2007;28:1436-45.
19. Lapchak PA, Araujo DM, Beck KD, Finch CE, Johnson SA, Hefti F. BDNF and trkB mRNA expression in the hippocampal formation of aging rats. Neurobiol Aging. 1993;14(2):121-6.
20. Smith LK, White CW, Villeda SA. The systemic environment: at the interface of aging and adult neurogenesis. Cell Tissue Res. 2018;371(1):105-13.
21. Tanila H. The role of BDNF in Alzheimer's disease. Neurobiol Dis. 2017;97:114-8.
22. Palasz E, Wysocka A, Gasiorowska A, Chalimoniuk M, Niewiadomski W, Niewiadomska G. BDNF as a promising therapeutic agent in Parkinson's Disease. Int J Mol Sci. 2020;21(3):1170.
23. Pan W, Banks WA, Fasold MB, Bluth J, Kastin AJ. Transport of brain-derived neurotrophic factor across the blood–brain barrier. Neuropharmacology. 1998;37(12):1553-61.
24. Karege F, Bondolfi G, Gervasoni N, Schwald M, Aubry J-M, Bertschy G. Low Brain-Derived Neurotrophic Factor (BDNF) levels in serum of depressed patients probably results from lowered platelet BDNF release unrelated to platelet reactivity. Biol Psychiatry. 2005;57(9):1068-72.
25. Di Lazzaro V, Profice P, Pilato F, Dileone M, Florio L, Tonali PA, Angelucci F. BDNF plasma levels in acute stroke. Neurosci Lett. 2007;422(2):128-30.

26. Polacchini A, Metteli G, Francavilla R, Baj G, Florean M, Mascaretti L, et al. A method for reproducible measurements of serum BDNF: Comparison of the performance of six commercial assays. Sci Rep 5. 2015.
27. Duman RS, Monteggia LM. A Neurotrophic Model for Stress-Related Mood Disorders. Biol Psychiatry. 2006;59(12):1116-27.
28. Abbott NJ. Inflammatory mediators and modulation of blood-brain barrier permeability. Cell Mol Neurobiol. 2000;20(2):131-47.
29. Zanos TP, Silverman HA, Levy T, Tsaava T, Battinelli E, Lorraine PW, et al. Identification of cytokine-specific sensory neural signals by decoding murine vagus nerve activity. Proc Natl Acad Sci U S A. 2018;115:E4843-E4852.
30. Engblom D, Ek m, Saha S, Dahlstrand A, Jakobsson P-J, Blomqvist A. Prostaglandins as inflammatory messengers across the blood-brain barrier. J Mol Med. 2002;80:5-15.
31. Muñoz-García MI, Martínez-González MA, Razquin C, Fernández-Matarrubia M, Guillén-Grima F, Toledo E. Exploratory dietary patterns and cognitive function in the "Seguimiento Universidad de Navarra" (SUN) Prospective Cohort. Eur J Clin Nutr. 2022;76:48-55.
32. Ashby-Mitchell K, Peeters A, Anstey KJ. Role of dietary pattern analysis in determining cognitive status in elderly Australian adults. Nutrients. 2015;7(2):1052-67.
33. Attuquayefio T, Stevenson RJ, Oaten MJ, Francis HM. A four-day Western-style dietary intervention causes reductions in hippocampal-dependent learning and memory and interoceptive sensitivity. PLoS One. 2017.
34. Stevenson RJ, Francis HM, Attuquayefio T, Gupta D, Yeomans MR, Oaten MJ, et al. Hippocampal-dependent appetitive control is impaired by experimental exposure to a Western-style diet. R Soc Open Sci. 2020;7(2):191338.
35. Qin XY, Cao C, Cawley NX, Liu T-T, Yuan J, Loh YP, et al. Decreased peripheral brain-derived neurotrophic factor levels in Alzheimer's disease: A meta-analysis study (N=7277). Mol Psychiatry. 2017;22:312-20.
36. Cacquevel M, Lebeurrier N, Cheenne S, Vivien D. Cytokines in Neuroinflammation and Alzheimers Disease. Curr Drug Targets. 2005;5:529-34.
37. Fernandes BS, Berk M, Turck CW, Steiner J, Gonçalves CA. Decreased peripheral brain-derived neurotrophic factor levels are a biomarker of disease activity in major psychiatric disorders: A comparative meta-analysis. Mol Psychiatry. 2014;19(7):750-1.
38. Pistollato F, Iglesias RC, Ruiz R, Aparicio S, Crespo J, Lopez LD, et al. Nutritional patterns associated with the maintenance of neurocognitive functions and the risk of dementia and Alzheimer's disease: A focus on human studies. Pharmacol Res. 2018;131:32-43.
39. Penttinen MA, Virtanen J, Laaksonen M, Erkkola M, Vepsäläinen H, Kautiainen H, et al. The association between healthy diet and burnout symptoms among finnish municipal employees. Nutrients. 2021;13(7):2393.
40. Scalbert A, Johnson IT, Saltmarsh M. Polyphenols: Antioxidants and beyond 1-3. Am J Clin Nutr. 2005;81(1 Suppl):215S-217S.
41. Van Den Brink AC, Brouwer-Brolsma EM, Berendsen AAM, Van De Rest O. The Mediterranean, Dietary Approaches to Stop Hypertension (DASH), and Mediterranean-DASH Intervention for Neurodegenerative Delay (MIND) Diets Are Associated with Less Cognitive Decline and a Lower Risk of Alzheimer's Disease—A Review. Adv Nutr. 2019;10(6):1040-65.

Capítulo **5**

Mecanismos envolvidos na relação da nutrição com a saúde mental: estresse oxidativo

Fernanda Gabriel

INTRODUÇÃO

O termo "estresse oxidativo" foi descrito pela primeira vez em 1985 como "uma alteração no equilíbrio pró-oxidante/antioxidante, com aumento da oxidação"[1]. Mais de 20 anos depois, o mesmo autor considerou que o estresse oxidativo não era tão simples. Assim, atualmente o estresse oxidativo é considerado "um desequilíbrio entre oxidantes e antioxidantes a favor dos oxidantes, levando a uma ruptura na sinalização e no controle *redox*, assim como dano molecular"[2]. Em termos químicos, o estresse oxidativo é o acúmulo de radicais livres em forma de espécies reativas de oxigênio (ERO) e nitrogênio (ERN). Esse desequilíbrio pode prejudicar o corpo na desintoxicação dessas ERO ou no reparo do dano oxidativo resultante, por conta de elétrons livres que tornam as moléculas mais reativas[3-5].

As principais ERO são os que contêm radicais superóxido (O_2), hidroxilas (OH), peróxido de hidrogênio (H_2O_2) ou oxigênios únicos ($1O_2$). Elas são produzidas de maneira endógena pelas mitocôndrias, peroxissomas e retículo endoplasmático em vias inflamatórias, de apoptose e de fosforilação de proteínas. Essa produção de ERO é essencial para a manutenção da homeostase e processos celulares, porém pode ser exacerbada pelo excesso de atividade física, estresse mental, envelhecimento e infecções. Ainda pode haver aumento dessas ERO através de fatores exógenos, como a exposição a poluentes, drogas, metais pesados, tabagismo, álcool, frituras – esses compostos podem ser metabolizados pelo corpo e usados como precursores de radicais livres. Ainda, há associação direta do estresse oxidativo com a inflamação, em que as citocinas inflamatórias aumentam a produção de radicais livres e vice-versa[3,6].

O aumento da produção dessas ERO leva à oxidação celular, que tem sido associada ao aumento do risco de câncer, aterosclerose, diabetes, doenças respiratórias e renais e, mais recentemente, doenças neurológicas e psiquiátricas[3,4,6,7].

ESTRESSE OXIDATIVO NOS TRANSTORNOS PSIQUIÁTRICOS

O funcionamento cerebral saudável depende de níveis baixos de ERO, já que o excesso dos radicais livres no cérebro pode levar à degradação neuronal, à redução do aprimoramento sináptico em longo prazo e à diminuição da neuroplasticidade. Ainda, as doenças neurológicas e psiquiátricas têm características fisiopatológicas que aumentam os níveis de estresse oxidativo cerebral: disfunção mitocondrial, alteração nos níveis dos neurotransmissores como glutamato e dopamina, aumento da peroxidação lipídica e desequilíbrio da homeostase de cálcio[5]. A seguir estão algumas especificidades de doenças variadas:

- Doença de Alzheimer: caracterizada pelo aglomerado de proteínas β-amiloide, as quais podem levar à perda neuronal e têm sua produção estimulada pelas EROS[3]. Adicionalmente, estudos observacionais verificaram que pessoas diagnosticadas com Alzheimer têm menores níveis plasmáticos de nutrientes antioxidantes como vitaminas C e E[5,8].
- Doença de Parkinson: queda de dopamina característica está associada ao aumento do estresse oxidativo[3].
- Depressão maior: altos níveis cerebrais de peroxidação lipídica, óxido nítrico e cicloxigenase-2 levam ao maior aumento do estresse oxidativo[3]. O desequilíbrio de glutamato cerebral característico desse transtorno também contribui com aumento das ERO[5,8].
- Esquizofrenia: a literatura relaciona o aumento de radicais livres no cérebro à doença desde 1950, já que a sua etiologia é caracterizada por prejuízo das proteínas do tipo interferon e aumento de malondialdeído – ambos estimulados pelo estresse oxidativo[5].
- Transtorno bipolar: estudos mostram altos níveis de dano celular e de ERO em pacientes com esse diagnóstico. Ainda, há encurtamento dos telômeros devido ao estresse oxidativo[8].
- Transtorno do déficit de atenção com hiperatividade: estudos genéticos associaram esse diagnóstico ao aumento do estresse oxidativo[8].

Recomendações nutricionais que auxiliam no controle do estresse oxidativo

O consumo regular de bebida alcoólica está associado ao aumento do estresse oxidativo. Com exceção do vinho tinto, que, por conta dos compostos antioxidantes da uva e seu processo de produção, apresenta ação antioxidante. No entanto, as recomendações são o consumo controlado de vinho e, ainda, os antioxidantes podem ser provenientes da própria uva ou do suco integral de uva[9].

Estudos mostram que a ingestão excessiva de carnes e seus derivados (como embutidos) podem aumentar os níveis de marcadores de estresse oxidativo no corpo, provavelmente pela digestibilidade, metabolização, alto teor de ferro e lipídios[10]. Porém, isso só ocorre em uma alimentação desequilibrada, como rica em carne e pobre em frutas, verduras e legumes[11,12].

Alimentos que contenham pesticidas também podem aumentar o estresse oxidativo celular. Uma revisão recente mostrou que diferentes classes de pesticidas (herbicidas, fungicidas e inseticidas), como o glifosato, a atrazina e o metolacloro, podem aumentar a peroxidação de lipídios, perda mitocondrial e marcadores de ERO[13]. O alto consumo de açúcar também está associado à maior desregulação da ação mitocondrial e aumento da oxidação celular, sendo assim o consumo regular de bebidas açucaradas, doces e sobremesas pode contribuir com o aumento de ERO no organismo[14].

Nutrientes e alimentos que controlam o estresse oxidativo (antioxidantes)

As evidências mostram que um alimento ou nutriente isolado é menos eficiente do que um padrão dietético rico em alimentos antioxidantes[9,15]. No entanto, muitos estudos ainda utilizam a suplementação desses antioxidantes para verificar o efeito no estresse oxidativo. Os principais compostos antioxidantes são apresentados no Quadro 1.

Quadro 1 Principais compostos antioxidantes

Vitamina ou mineral	Principais fontes alimentares
Vitamina E (NIH)	Semente de girassol, amêndoa, avelã, amendoim e espinafre
Vitamina C (NIH)	Pimentão, brócolis, repolho, tomate, melão, frutas cítricas como laranja, *kiwi* e morango

(continua)

Quadro 1 Principais compostos antioxidantes *(continuação)*

Vitamina ou mineral	Principais fontes alimentares
Vitamina A e betacaroteno ou "provitamina A"[16]	Carnes, peixe, fígado, alimentos amarelos e laranjas (laranja, manga, mamão, abóbora, mexerica e gema de ovo)
Cobre[16]	Cacau, frutos do mar e cogumelos tipo *shitake*
Selênio (NIH)	Castanha-do-pará, atum, sardinha, camarão, bacalhau, peru, ovos, aveia, feijões, cogumelo, arroz integral, leite e derivados
Magnésio (NIH)	Sementes de abóbora e chia, amêndoa, espinafre, castanha-de-caju, amendoim, feijão preto, edamame, batata com casca e iogurte
Manganês[16]	Frutas vermelhas, amêndoas, arroz integral, abacaxi, noz pecã, feijões e farinha de trigo integral
Zinco[16]	Frango, abacate, aveia, carne de porco, cogumelos, carnes, peixes e frutos do mar como ostra

Ainda, a suplementação de compostos isolados como coenzima Q10, astaxantina e N-acetilcisteína tem sido associada ao controle do estresse oxidativo, podendo ser uma das estratégias na Psiquiatria Nutricional, como forma de complementar a alimentação e atentando-se à individualização e critérios para a suplementação[16,17].

Os alimentos fontes de flavonoides e polifenóis têm alta ação antioxidante, porém não há evidências suficientes para estimar a quantidade diária recomendada desses alimentos focando no controle do estresse oxidativo. O importante é consumi-los de forma regular: azeite de oliva, chá verde, cacau, peixes, grãos como soja e grão-de-bico, pistache, frutas cítricas e vermelhas[9,11,16]. O cuidado com a microbiota intestinal por meio do consumo frequente de fibras pode contribuir com o equilíbrio da produção das ERO. As fibras estão presentes nas castanhas, sementes, frutas, verduras, legumes, leguminosas e cereais integrais[9,11]. Em se tratando de alimentos específicos, por exemplo, o consumo de 30 g de oleaginosas como pistache, amêndoas e nozes está associado ao controle dos níveis de ERO[9].

Os *National Institutes of Health* (NIH) avaliaram o teor de compostos antioxidantes de variados alimentos (ORAC – *oxygen radical absorbance capacity*). Eles sugerem o consumo de 3.000 unidades de ORAC por dia. A seguir estão alguns exemplos que possuem mais de 1.000 ORAC por 100 g de alimento[18,19].

- Especiarias como cravo, canela, cúrcuma, sumagre, cacau, páprica em pó, semente de cominho e mostarda.

- Ervas secas ou frescas como salsinha, manjericão, orégano seco e hortelã.
- Frutas como açaí, frutas vermelhas, ameixa e abacaxi.
- Oleaginosas como noz pecã, nozes e avelã.
- Legumes como repolho roxo, cebola roxa, pimentão, beterraba, berinjela e espinafre.
- Outros, como chocolate amargo e feijões variados.

Para ilustrar a importância do padrão alimentar, um estudo recente feito com 741 adolescentes do sexo feminino (12 a 18 anos) avaliou o conteúdo dietético antioxidante da dieta e comparou com sintomas depressivos. Os autores concluíram que as meninas com maior consumo de antioxidantes tiveram 39% menos risco de depressão comparadas às que menos consumiam alimentos antioxidantes. A dieta com maior teor de antioxidantes continha mais cereais integrais, legumes, frutas frescas e secas, lácteos desnatados, verduras crucíferas e nutrientes como fibras, magnésio, folato, potássio, zinco, luteína, vitaminas C, B1, B2, B3 e B6, além de menor consumo de grãos refinados[20]. Outros estudos, feitos em populações variadas, inclusive em brasileiros, verificaram que o teor mais alto de antioxidantes na dieta está associado com menores taxas de depressão, ansiedade e distúrbios do sono[21,22]. Assim como a suplementação com selênio, magnésio, zinco e coenzima Q10 foram vistos como protetores para depressão[23].

PRÁTICA CLÍNICA

O estilo de vida desregrado e, muitas vezes, não saudável, pode piorar o estresse oxidativo nos pacientes acometidos por transtornos psiquiátricos. Considerando que a alimentação é um fator modificável com possível ação antioxidante, a nutrição pode ser uma estratégia de combate ao excesso de estresse oxidativo nesses quadros[24]. Além de uma alimentação diversificada e balanceada, na intervenção nutricional é essencial a avaliação de possíveis deficiências ou insuficiência de ingestão/absorção de vitaminas e minerais para intervenção, quando necessário, de suplementação – principalmente vitaminas A, C e E e minerais como selênio, zinco e manganês[24]. O estresse oxidativo é caracterizado como desequilíbrio de ERO no no organismo e tem sido associado a transtornos psiquiátricos. Considerando a Psiquiatria Nutricional, o padrão alimentar pode ser uma estratégia de controle do estresse oxidativo.

Entre as principais recomendações, estão o controle do consumo de bebidas alcóolicas, fontes de açúcares, pesticidas e carnes vermelhas e processadas e o incentivo ao consumo regular e variado de frutas, verduras, legumes, oleaginosas, leguminosas, grãos integrais, sementes, lácteos e peixes.

REFERÊNCIAS BIBLIOGRÁFICAS

1. Sies H, Cadenas E. Oxidative stress: damage to intact cells and organs. Philos Trans R Soc Lond B Biol Sci. 1985;311:617-31.
2. Sies H. Biological redox systems and oxidative stress. Cell Mol Life Sci. 2007;64(17):2181-8.
3. Correia AS, Cardoso A, Vale N. Oxidative Stress in Depression: The Link with the Stress Response, Neuroinflammation, Serotonin, Neurogenesis and Synaptic Plasticity. Antioxidants. 2023;12(2):470.
4. Koju N, Taleb A, Zhou J, Lv G, Yang J, Cao X et al. Pharmacological strategies to lower crosstalk between nicotinamide adenine dinucleotide phosphate (NADPH) oxidase and mitochondria. Biomed Pharmacother. 2019:111:1478-98.
5. Cecerska-Heryć E, Polikowska A, Serwin N, Roszak M, Grygorcewicz B, Heryć R, et al. Importance of oxidative stress in the pathogenesis, diagnosis, and monitoring of patients with neuropsychiatric disorders, a review. Neurochem Int. 2022:153:105269.
6. Pizzino G, Irrera N, Cucinotta M, Pallio G, Mannino F, Arcoraci V, et al. Oxidative Stress: Harms and Benefits for Human Health. Oxid Med Cell Longev. 2017;2017.
7. Rotariu D, Babes EE, Tit DM, Moisi M, Bustea C, Stoicescu M, et al. Oxidative stress – Complex pathological issues concerning the hallmark of cardiovascular and metabolic disorders. Biomed Pharmacother. 2022:152:113238.
8. Lu Z, Pu C, Zhang Y, Sun Y, Liao Y, Kang Z et al. Oxidative Stress and Psychiatric Disorders: Evidence from the Bidirectional Mendelian Randomization Study. Antioxidants. 2022;11.
9. Vetrani C, Costabile G, Di Marino L, Rivellese AA. Nutrition and oxidative stress: A systematic review of human studies. Int J Food Sci Nutr. 2013;64:312-26.
10. Macho-González A, Garcimartín A, López-Oliva ME, Bastida S, Benedí J, Ros G et al. Can meat and meat-products induce oxidative stress? Antioxidants. 2020;9:1-22.
11. Tan BL, Norhaizan ME, Liew WPP. Nutrients and oxidative stress: Friend or foe? Oxid Med Cell Longev. 2018;2018.
12. Omaye AT, Omaye ST. Caveats for the good and bad of dietary red meat. Antioxidants. 2019;8.
13. Sule RO, Condon L, Gomes A V. A Common Feature of Pesticides: Oxidative Stress - The Role of Oxidative Stress in Pesticide-Induced Toxicity. Oxid Med Cell Longev. 2022;2022.
14. Martínez Leo EE, Peñafiel AM, Hernández Escalante VM, Cabrera Araujo ZM. Ultra-processed diet, systemic oxidative stress, and breach of immunologic tolerance. Nutrition. 2021;91-2.
15. Medina-Vera I, Gómez-De-regil L, Gutiérrez-Solis AL, Lugo R, Guevara-Cruz M, Pedraza--Chaverri J et al. Dietary strategies by foods with antioxidant effect on nutritional management of dyslipidemias: A systematic review. Antioxidants. 2021;10:1-19.
16. Pruteanu LL, Bailey DS, Grădinaru AC, Jäntschi L. The Biochemistry and Effectiveness of Antioxidants in Food, Fruits, and Marine Algae. Antioxidants. 2023;12:1-32.
17. Tenório MCDS, Graciliano NG, Moura FA, de Oliveira ACM, Goulart MOF. N-acetylcysteine (Nac): Impacts on human health. Antioxidants. 2021;10.

18. Song W, Derito CM, Liu MK, He X, Dong M, Liu RH. Cellular antioxidant activity of common vegetables. J Agric Food Chem. 2010;58:6621-9.
19. USDA United States Department of Agriculture. Agricultural Research Service. Beltsville Human Nutrition Research Center. Nutrient Data Laboratory. Oxygen Radical Absorbance Capacity (ORAC) of Selected Foods – 2007. [acesso em outubro de 2024]. Disponível em: https://www.govinfo.gov/content/pkg/GOVPUB-A77-PURL-LPS106748/pdf/GOVPUB-A77-PURL-LPS106748.pdf
20. Zohrabi T, Ziaee A, Salehi-Abargouei A, Ferns GA, Ghayour-Mobarhan M, Khayyatzadeh SS. Dietary total anti-oxidant capacity is inversely related to the prevalence of depression in adolescent girls. BMC Pediatr. 2022;22.
21. Pereira GM, da Silva A, Hermsdorff H, Moreira AP, de Aguiar AS. Association of dietary total antioxidant capacity with depression, anxiety, and sleep disorders: A systematic review of observational studies. J Clin Transl Res. 2021.
22. Ferriani L, Alves Silva D, del Carmen Bisi Molina M, Geraldo Mill J, Russowsky Brunoni A, de Jesus Mendes da Fonseca M, et al. Associations of depression and intake of antioxidants and vitamin B complex: Results of the Brazilian Longitudinal Study of Adult Health (ELSA-Brasil). J Affect Disord. 2022;297:259-68.
23. Wang H, Jin M, Xie M, Yang Y, Xue F, Li W, et al. Protective role of antioxidant supplementation for depression and anxiety: A meta-analysis of randomized clinical trials. J Affect Disord. 2023;323:264-79.
24. Jiang S, Liu H, Li C. Dietary Regulation of Oxidative Stress in Chronic Metabolic Diseases. Foods. 2021;10:1854.

Capítulo **6**

Eixo microbiota-intestino-cérebro

Roberta Carbonari Muzy
Ana Paula Lopes Carvalho

Nas últimas décadas, o meio científico se dedicou verdadeiramente a entender melhor a relação da digestão e seu impacto na saúde mental. O notável crescimento das pesquisas envolvendo o eixo cérebro-intestino ilustra a relevância atual desse tema.

Buscas sobre o tema em plataformas científicas sinalizam o crescimento do número de artigos publicados: duplicou nos últimos 5 anos. O termo-chave "*Brain-gut axis*" trazia, em 2002, apenas 19 artigos publicados sobre o tema. Em 2023, foram mais de 1.500 publicações.

A microbiota é um determinante crítico da saúde e da doença e um regulador-chave da fisiologia do hospedeiro. Em termos de números, a escala da microbiota é vasta. Os avanços nas tecnologias de sequenciamento, juntamente com o desenvolvimento da bioinformática, estão tornando a análise da composição da microbiota mais acessível e sofisticada. As estimativas iniciais de que tínhamos 10 vezes mais células microbianas do que células humanas foram recentemente revisadas, de uma proporção de 10:1 para 1,3:1[1].

Já o microbioma é designado pelo conjunto desses microrganismos e seus genes que interagem com os genes do hospedeiro. Essa carga microbiana é única, individual, e o desenvolvimento de tecnologias como a metagenômica, que permite a identificação de DNA isolado de um ambiente específico, ou a culturômica, que permite cultivar e identificar uma bactéria desconhecida, contribuiu para aumentar o conhecimento da diversidade da microbiota em humanos. Em nível genético, 99% dos genes em nossos corpos são microbianos, totalizando mais de 10 milhões[2]. Como coevoluímos com essa microbiota, ela desempenha um papel fundamental na programação de todos os demais sistemas corporais[3].

Existe um microbioma distinto em quase todas as áreas do corpo humano; os principais locais de colonização são a pele, as vias aéreas, o trato urogenital, os olhos e o trato gastrintestinal (TGI). A intrigante complexidade dessa comunidade microbiana, juntamente com o fato de que certos micróbios intestinais tendem a crescer bem em ambientes de laboratório, tornou a microbiota intestinal o mais bem estudado de nossos nichos microbianos. O intestino hospeda uma população diversificada de microrganismos, incluindo leveduras, *Archaea*, parasitas como helmintos, vírus e protozoários, mas a população bacteriana é a mais bem caracterizada[4].

Os dados atuais combinados do Projeto Microbioma Humano[5] e do MetaHIT[6] estimam que existem pelo menos 2.776 espécies procarióticas isoladas de matéria fecal humana. Estas foram classificadas em 11 filos diferentes, com *Proteobacteria, Firmicutes, Actinobacteria* e *Bacteroidetes* compreendendo mais de 90% do microbioma, enquanto os filos *Fusobacteria* e *Verrucomicrobia* estão presentes em menores quantidades[7].

Por volta dos 2 anos de idade, a microbiota intestinal se torna relativamente estável, sofrendo ainda alterações na diversidade e tipos de filos à medida que o indivíduo é exposto a fatores ambientais. O que parece ser importante, no entanto, é a manutenção da homeostase para cada assinatura composicional equilibrada, com ruptura dessa homeostase conferindo suscetibilidade a doenças[8].

Pequenas variações diárias na composição da microbiota são geralmente observadas, mas essas flutuações se tornam mais óbvias quando temos uma visão mais ampla ao longo da vida. Em ambos os extremos da vida, a microbiota é caracteristicamente diferente da microbiota intestinal típica do adulto[9].

Tem sido levantada a hipótese de que esses períodos de transformação na microbiota sejam comparados a períodos sensíveis – definidos como janelas de tempo de desenvolvimento, em que o cérebro é mais sensível e vulnerável a estímulos ambientais –, durante os quais a microbiota não é apenas responsiva a influências externas (e, portanto, passível de tratamento), mas também altamente influente no que diz respeito ao ambiente geral e à saúde do hospedeiro[10]. É provável ser biologicamente relevante que períodos sensíveis na microbiota se alinhem com períodos sensíveis no desenvolvimento ou declínio de outros sistemas corporais; isso inclui, mas não se limita a, o sistema imunológico inato, o eixo hipotálamo-hipófise-adrenal (HPA) e o desenvolvimento do cérebro em geral[10,11].

Apesar dos desafios apresentados por essa ampla variação interindividual, pesquisadores tentaram classificar as colônias da microbiota intestinal humana em diferentes enterotipos[12]. Embora esse sistema de classificação seja controverso e simplista, três enterotipos distintos foram propostos, cada um caracterizado por níveis relativamente altos de um único gênero microbiano: *Bacteroides*, *Prevotella* ou *Ruminococcus*[12,13]. Esses enterotipos parecem ter alguma relevância funcional, com o enterotipo *Bacteroides* associado a dietas ricas em gordura ou proteínas, e o enterotipo *Prevotella* com dietas ricas em carboidratos, apontando que a alimentação tem um papel crucial na composição da microbiota intestinal[14].

As perguntas que podem ser respondidas graças aos avanços na metodologia de estudo da microbiota são as seguintes: quais microrganismos estão presentes na microbiota? Os diferentes grupos experimentais mostram diferenças significativas na diversidade alfa ou beta? Alfa-diversidade refere-se à riqueza (o número de taxa) ou uniformidade (a abundância de taxa) dentro de uma amostra, enquanto a beta-diversidade refere-se à variabilidade entre amostras[15].

Os estudos utilizando ratos *germ-free* – criados sem a presença de microrganismos, portanto, sem a microbiota – deram o direcionamento inicial para a melhor compreensão da interação entre o intestino e o cérebro. Gradualmente, as pesquisas se tornaram mais robustas, passando por grandes estudos prospectivos e ensaios clínicos randomizados, o que ajudou a comunidade científica a delinear melhor as variáveis dessa relação. Hoje sabemos que o impacto da composição da microbiota intestinal perpassa o intestino e se projeta em todo o organismo, levando a importantes consequências metabólicas e, também, psicológicas. Sabemos ainda que a composição desse microbioma é altamente variável, apresentando características únicas em cada indivíduo. Além disso, a formação da microbiota é influenciada por inúmeros fatores, que incluem características ambientais – a alimentação sendo a principal –, genéticas e psicossociais.

Devido à natureza bidirecional dessa relação, a estrutura e a função do cérebro podem ser moduladas pelo intestino e, inversamente, o cérebro regula o ambiente intestinal. Como essa interação pode ser mediada também pela microbiota, o eixo tem sido atualmente descrito como cérebro-intestino-microbiota, ressaltando a contribuição dessa variável.

Grande parte das pesquisas iniciais sobre a microbiota intestinal e sobre a comunicação intestino-cérebro concentrou-se na função digestiva e na saciedade[16,17], mas pesquisas recentes têm se concentrado cada vez mais em seus impactos cognitivos[18] e psicológicos[19,20]. Essas pesquisas trouxeram o entendimento sobre algumas das consequências fisiopatológicas da desregulação desse eixo, incluindo os distúrbios inflamatórios intestinais exacerbados[21,22], respostas alteradas ao estresse agudo e crônico[23-25], bem como estados comportamentais alterados[26-29]. Como resultado, o eixo apresenta um alvo atraente para o desenvolvimento de novas terapias para uma lista cada vez maior de transtornos relacionados à saúde mental e função cognitiva, obesidade e distúrbios gastrintestinais, como doença inflamatória intestinal (DII) e síndrome do intestino irritável (SII).

O papel da microbiota gastrintestinal nas doenças crônicas é uma área crescente de pesquisa. Evidências, predominantemente de estudos em animais, indicaram inicialmente que a microbiota intestinal pode afetar o comportamento relacionado à saúde mental através de diversos mecanismos[30], desempenhando um papel crucial na comunicação bidirecional entre o intestino e o cérebro, além de sugerir que os micróbios intestinais podem moldar o desenvolvimento neural, modular a neurotransmissão e afetar o comportamento e, assim, contribuir para a patogênese e/ou progressão de muitas doenças do neurodesenvolvimento, neuropsiquiátricas e condições neurológicas[31].

A rede de comunicação entre o intestino e o sistema nervoso central (SNC) é complexa e inclui o sistema nervoso entérico (SNE), ramos do sistema nervoso autônomo simpático e parassimpático (SNA) e vias de sinalização neuroimunológica e neuroendócrina[32,33]. O *feedback* dos intestinos para a medula e o núcleo do trato solitário é realizado através dos nervos sensoriais aferentes espinais e vagais. Dessa forma, eles envolvem entradas polissinápticas para áreas superiores do cérebro, como o hipotálamo e o sistema límbico. O córtex cingulado e insular, a amígdala e o hipotálamo são regiões que modificam o efluxo autônomo vagal e espinhal para as vísceras. Projeções neurais pré-autônomas de todas essas estruturas fornecem controle bidirecional do eixo intestino-cérebro.

Corroborando essas ideias, em 2016, uma das maiores editoras do mundo, *Nature Publishing Group*, evidenciou os microrganismos intestinais como mediadores diretos dessa relação entre o intestino e psicopatologias[34]. A comunicação entre os componentes desse eixo é realizada por meio de vias neuroanatômicas, imunológicas e neuroendócrinas[35].

As vias neuroanatômicas são duas: uma se comunica com o sistema nervoso autônomo diretamente pelo nervo vago e o outra através do sistema entérico no intestino. Os sinais produzidos no lúmen gastrintestinal são processados e integrados por vários centros do sistema nervoso autônomo, com *loops* de *feedback* no SNC e na medula espinhal. Os nervos simpáticos percorrem as regiões vasculares do TGI e do SNE e participam de funções como a motilidade intestinal, ativação imunológica e fluxo sanguíneo. A comunicação do intestino ao cérebro ocorre, majoritariamente, através do nervo vago, principal componente das vias parassimpáticas que, com suas fibras nervosas sensoriais, transmite informações dos órgãos diretamente ao SNC. Por um lado, o nervo vagal controla motilidade, permeabilidade, secreção de hormônios e função imune do intestino[35]; por outro, a microbiota intestinal pode regular atividades neuronais, estimulando o sistema nervoso através do nervo vago[35]. Usando um modelo animal de colite crônica, foi mostrado que comportamento semelhante à ansiedade era resultado de microbiota intestinal alterada, e o tratamento com probiótico produziu efeito ansiolítico[35]. O nervo vago, portanto, conecta o humor à alimentação e à microbiota, desempenhando um papel fundamental na coordenação dos comportamentos alimentares.

O SNE é definido como uma extensão periférica do sistema límbico cerebral alojada no intestino, interagindo diretamente com a extensa superfície intestinal e microbiota, e com centenas de milhões de neurônios[35,36]. A via neuroendócrina é regulada por diversos hormônios, dentre eles os envolvidos no eixo hipotalâmico-pituitário-adrenal (HPA). Na resposta ao estresse, esse eixo regula a liberação de glicocorticoides, mineralocorticoides e catecolaminas que modulam o microambiente intestinal, o que determina, por exemplo, a composição da microbiota e a integridade da barreira intestinal – complexo sistema de múltiplas camadas, com uma barreira "física" externa e uma barreira "funcional" imunológica interna. A interação dessas barreiras permite a manutenção do equilíbrio de sua permeabilidade[35,37].

Algumas espécies bacterianas interagem com o metabolismo estimulando sistemas além do TGI, como o sistema endocanabinoide, que afeta a função da barreira intestinal e o controle homeostático e hedônico do apetite. Um estudo de imagem em humanos descobriu que o aumento do propionato no cólon, induzido por ingestão de inulina (um tipo de fibra prebiótica, que alimenta as espécies de bactérias benéficas), reduziu respostas antecipadas de recompensa a alimentos calóricos e diminuiu sua ingestão exagerada na refeição seguinte. O propionato é um dos principais ácidos graxos de cadeia curta secretados pelas bactérias intestinais[38].

As células enteroendócrinas, ativadas por esses metabólitos microbianos, levam à produção de hormônios intestinais, como o peptídeo 1 do tipo glucagon (GLP-1), peptídeo YY (PYY) e colecistocinina (CCK). Esses hormônios intestinais, por sua vez, sinalizam para o cérebro através do nervo vago ou pela secreção direta no sistema circulatório. As informações são então distribuídas para o núcleo arqueado, no hipotálamo, onde o equilíbrio do apetite e da energia é regulado. O controle no hipotálamo inclui, por exemplo, o neuropeptídeo Y (NPY) e peptídeos anorexigênicos. Metabólitos de origem microbiana podem levar a outros efeitos periféricos, como aumento da produção de leptina pelo tecido adiposo ou diminuição da produção de grelina no estômago[39].

O transplante de microbiota de camundongos ansiosos ou obesos, ou de pacientes com depressão, produz o fenótipo correspondente no roedor receptor. Além disso, camundongos *germ-free* têm respostas exageradas ao estresse e alterações no neurodesenvolvimento e comportamento[39]. Assim, pesquisadores têm trabalhado em hipóteses que avaliam se a modificação da microbiota intestinal via administração prebiótica pode ter efeitos semelhantes aos ansiolíticos e antidepressivos, guardadas as devidas proporções[40].

O eixo microbiota-intestino-cérebro também pode mediar as vias inflamatórias. Os lipopolissacarídeos (LPS), presentes na parede celular de bactérias Gram-negativas, extravasam do intestino para a corrente sanguínea em um cenário de aumento de permeabilidade intestinal. Quando presentes em níveis plasmáticos elevados levam a um quadro de endotoxemia metabólica, induzindo forte resposta do sistema imunológico e contribuindo para inflamação sistêmica de baixo grau[41]. Algumas bactérias intestinais também podem diminuir essa endotoxemia, protegendo a integridade da barreira intestinal, aumentando o espessamento da camada de muco ou promovendo regulação positiva da expressão de proteínas da junção, via particularmente relevante nas doenças neurodegenerativas e transtornos psiquiátricos como depressão, transtorno do espectro autista e transtorno bipolar[42].

Diversos transtornos psiquiátricos parecem impactar e sofrer o impacto direto do eixo microbiota-intestino-cérebro, e, nos últimos anos, pesquisas foram realizadas ressaltando a importância do equilíbrio da colonização bacteriana e da integridade da barreira intestinal na etiopatogenia desses transtornos. Além disso, a evidência da alteração do estado inflamatório vem sendo destacada em diagnósticos como esquizofrenia[43], transtorno depressivo maior[44] e transtorno bipolar[45]. A alteração da permeabilidade intestinal e a disseminação na corrente sanguínea de LPS têm influência importante na modulação do SNC e no aumento da atividade de áreas ligadas ao controle emocional[46], além de levar à produção de citocinas inflamatórias que também alteram a atividade cerebral pela modulação da síntese de neuropeptídeos[47].

Técnicas de imagem cerebral começaram a ser usadas para explorar o possível papel interativo da microbiota intestinal e da função cerebral em vários transtornos neuropsiquiátricos. Pesquisadores investigaram tanto a microbiota intestinal quanto as concentrações de colina no córtex cingulado anterior no estágio prodrômico (fase que precede o aparecimento de sintomas de uma dada doença, na qual a maioria dos sinais clínicos são inespecíficos) da esquizofrenia. A abundância relativa aumentada das ordens *Clostridiales*, *Lactobacillales* e *Bacteroidales* foi observada em amostras fecais de indivíduos designados como de ultra-alto risco para psicose. Além disso, mudanças na composição da microbiota intestinal indicaram o aumento da produção de ácidos graxos de cadeia curta (AGCC), acoplado a aumentos nos níveis de colina no córtex cingulado anterior[48].

A modulação da microbiota intestinal através do uso de prebióticos tem sido investigada como uma estratégia potencial para melhorar a saúde mental. Estudos recentes apontam que a modulação da microbiota intestinal, por meio de prebióticos, pode ter efeitos benéficos na saúde mental, incluindo a redução de sintomas de ansiedade, depressão e estresse. No entanto, os resultados variam dependendo do tipo de prebiótico utilizado e da população estudada. Prebióticos são ingredientes alimentares não digeríveis, resistentes à digestão no TGI superior e fermentados seletivamente por bactérias benéficas no cólon, e promovem benefícios à saúde do hospedeiro ao estimular seletivamente o crescimento e/ou a atividade de bactérias benéficas no intestino.

Sendo o eixo microbiota-intestino-cérebro um alvo dos estudos da Psiquiatria Nutricional, a alimentação rica em prebióticos apresenta um papel significativo na modulação da microbiota intestinal ao estimular o crescimento de bactérias benéficas e a produção de ácidos graxos de cadeia curta, portanto, a inclusão de prebióticos na dieta pode ser uma estratégia eficaz para promover uma microbiota intestinal saudável e prevenir diversas condições de saúde, incluindo de ordem psiquiátrica.

Os prebióticos, como fruto-oligossacarídeos (presentes em vegetais, frutas, tubérculos e raízes, cereais e grãos) e galacto-oligossacarídeos (presentes no leite humano, produtos lácteos fermentados e leguminosas), têm a capacidade de estimular seletivamente a proliferação de bactérias benéficas, como bifidobactérias e lactobacilos, que desempenham um papel crucial na digestão, imunidade e bem-estar mental[49]. A fermentação de prebióticos pela microbiota intestinal resulta na produção de AGCC, como acetato, propionato e butirato, que têm efeitos benéficos no metabolismo do hospedeiro e na saúde intestinal[50-53].

Um ensaio clínico randomizado australiano[54] examinou os efeitos de uma intervenção dietética com alto teor de prebióticos e suplementos probióticos na saúde mental. O estudo de 8 semanas com 119 adultos com sofrimento psicológico moderado e baixa ingestão de alimentos prebióticos dividiu os participantes em grupos de tratamento:

1. Suplemento probiótico e dieta usual (grupo probiótico).
2. Dieta rica em prebióticos e suplemento de placebo (grupo de dieta prebiótica).
3. Suplemento probiótico e dieta rica em prebióticos (grupo simbiótico).
4. Suplemento de placebo e dieta usual (grupo placebo).

O desfecho primário foi a avaliação do distúrbio total do humor (DTM; *profile of mood states short form*) desde o início até 8 semanas. Os desfechos secundários incluíram medidas de ansiedade, depressão, estresse, sono e bem-estar. Uma análise modificada de intenção de tratar usando modelos lineares de efeitos mistos revelou que a dieta prebiótica reduziu a DTM em relação ao placebo em 8 semanas [d de Cohen = -0,60, intervalo de confiança (IC) de 95% = -1,18, -0,03; p = 0,039]. Não houve evidência de melhora dos sintomas com probióticos (d = -0,19, IC 95% = -0,75, 0,38; p = 0,51) ou tratamentos simbióticos (d = -0,03, IC 95% = -0,59, 0,53; p = 0,92). Melhora da ansiedade, do estresse e do sono foram observadas em resposta à dieta prebiótica, enquanto o probiótico melhorou provisoriamente o bem-estar, em relação ao placebo. Nenhum benefício foi encontrado em resposta à intervenção simbiótica. Todos os tratamentos foram bem tolerados, com poucos eventos adversos. Os pesquisadores concluíram que a intervenção dietética com alto teor de prebióticos pode melhorar o humor, a ansiedade, o estresse e o sono em adultos com sofrimento psicológico moderado e baixa ingestão de prebióticos[54].

Em outro estudo, pesquisadores se concentraram no período de transição do final da adolescência e início da idade adulta (18 a 25 anos), durante o qual intervenções, como a suplementação nutricional para influenciar a microbiota intestinal, têm o potencial de compensar os custos relacionados à saúde mais tarde na vida. Os índices de humor e bem-estar em 64 jovens mulheres saudáveis foram examinados em uma intervenção de 4 semanas com suplemento prebiótico de galacto-oligossacarídeos (GOS) duplo-cego, controlado por placebo, e amostras de fezes foram coletadas no início e acompanhamento para sequenciamento de análises da microbiota intestinal. Os pesquisadores relataram os efeitos da intervenção de GOS na ansiedade autorrelatada, no viés de atenção e na abundância bacteriana, sugerindo que a suplementação dietética com um prebiótico GOS pode melhorar os índices de ansiedade pré-clínica[55].

Os efeitos da suplementação de prebióticos na depressão não são tão claros e parecem ser menos pronunciados em comparação com os probióticos, e a maioria dos estudos concluiu que mais pesquisas são necessárias para entendermos completamente seus benefícios e determinar sua eficácia em diferentes contextos clínicos, embora seu efeito benéfico na microbiota intestinal esteja bem estabelecido.

O efeito protetor de dietas ricas em fibra também tem sido alvo de pesquisas, como em uma metanálise em que foram incluídos dados de 18 publicações (12 estudos transversais, 5 de coorte e um de caso-controle) sobre consumo de fibra alimentar em relação à depressão. Foram realizados quinze estudos em adultos e outros três em adolescentes. A ingestão total de fibra alimentar foi associada à probabilidade 10% menor de depressão (OR = 0,90; IC 95% - 0,86, 0,95) em adultos e probabilidade 57% menor (OR = 0,43, IC 95% = 0,32, 0,59) em adolescentes. A metanálise dose-resposta revelou uma associação linear inversa entre a ingestão total de fibra alimentar e a probabilidade de depressão em adultos; de modo que a cada aumento de 5 g na ingestão total de fibra alimentar uma redução de 5% no risco de depressão esteve associada (OR = 0,95; IC 95% = 0,94, 0,97). Uma associação inversamente significativa foi observada entre a ingestão de fibras de vegetais (OR = 0,73; IC 95% = 0,66; 0,82) e fibra solúvel (OR = 0,80; IC 95% = 0,71; 0,91) e chances de depressão. No entanto, a fibra de cereais, a fibra de frutas e a fibra insolúvel foram marginalmente associadas à redução da depressão. Os pesquisadores concluíram que a alta ingestão de fibra alimentar foi associada de forma protetora à depressão em adultos, de forma dose-resposta[56].

Comparativamente, os probióticos têm mostrado resultados consistentes na melhoria de desfechos de saúde mental em alguns estudos. Um corpo de estudos aponta para o fato de a administração de probióticos/simbióticos aumentar a abundância de bactérias benéficas como *Lactobacillus*, *Bifidobacterium* e *Eubacterium*, enquanto reduz a presença de bactérias potencialmente prejudiciais, como *Fusobacterium* e *Pseudomonas*[57-59].

Uma revisão sistemática com metanálise de dados de um total de 26 ensaios clínicos randomizados (n = 1.891) indicou que os probióticos melhoraram significativamente a função da barreira intestinal, medida pelos níveis de resistência transepitelial (SMD = 5,27, IC 95% = 3,82 a 6,72, P < 0,00001), zonulina sérica (SMD = -1,58, IC 95% = -2,49 a -0,66, P = 0,0007), endotoxina (SMD = -3,20, IC = 95% -5,41 a -0,98, P = 0,005) e LPS (SMD = -0,47 , IC 95% = -0,85 a -0,09, P = 0,02). Além disso, os grupos probióticos demonstraram melhor eficácia em relação aos grupos controle na redução de fatores inflamatórios, incluindo PCR, TNF-α e IL-6. O estudo traz uma conclusão importante sobre o papel do uso de probióticos na modulação da microbiota intestinal, aumentando o enriquecimento de *Bifidobacterium* e *Lactobacillus* e, consequentemente, melhorando a função da barreira intestinal e reduzindo a inflamação mediada por disbiose microbiana[58].

Um ensaio clínico duplo-cego controlado por placebo, conduzido com pacientes clínicos com transtorno depressivo maior (n = 107), com duração de 8 semanas, teve como objetivo comparar o efeito da suplementação com probiótico e prebiótico no escore do Inventário de Depressão de Beck (BDI) como desfecho primário, bem como na relação quinurenina/triptofano e triptofano/aminoácidos de cadeia ramificada (proporção de BCAA) como resultados secundários em pacientes com transtorno depressivo maior (TDM). Um total de 81 indivíduos (idade 36,5 ± 8,03 anos; média (IC 95%) de 2,27 (1,76-2,93) anos de duração da depressão) completou o estudo (28 no grupo probiótico, 27 no grupo prebiótico e 26 no grupo placebo). Desde o início até 8 semanas, a suplementação de probióticos resultou em uma diminuição significativa na pontuação do BDI (17,39-9,1) em comparação com a suplementação com placebo (18,18-15,55) e prebióticos (19,72-14,14) (p = 0,042). A comparação intergrupos não indicou diferenças significativas entre os grupos em termos de relação quinurenina/triptofano sérico e razão triptofano/BCAA (aminoácidos essenciais de cadeira ramificada denominados isoleucina, leucina e valina). No entanto, a relação quinurenina/triptofano diminuiu significativamente no grupo probiótico em comparação com o grupo placebo após ajuste para isoleucina sérica (p = 0,048). Além disso, a relação triptofano/isoleucina aumentou significativamente no grupo probiótico quando comparado ao grupo placebo (p = 0,023)[60].

O triptofano é um aminoácido muito estudado no contexto da Psiquiatria Nutricional por ser necessário para a síntese da serotonina, que ocorre principalmente no TGI (90%) e, em menor extensão, no SNC (10%). O triptofano também pode ser utilizado em outras vias. Por exemplo, bactérias intestinais podem metabolizar o triptofano dietético, formando principalmente indol e derivados. No organismo, o triptofano pode ser desviado da via da serotonina para a via da quinurenina. A enzima indolamina-2,3-dioxigenase (IDO) converte triptofano em quinurenina, que pode então seguir dois caminhos distintos e formar dois neuromoduladores: o ácido quinurênico ou o ácido quinolínico; sendo o primeiro associado à neuroproteção e o segundo ao estresse oxidativo e a fenótipos semelhantes aos depressivos. Esse metabolismo é estimulado por citocinas inflamatórias, que regulam positivamente a enzima IDO, que converte triptofano em quinurenina, e a enzima quinurenina monoxigenase (KMO), responsável por desviar a quinurenina para formar o ácido quinolínico. Quadros de disbiose intestinal e de inflamação sistêmica aumentam a conversão de triptofano em ácido quinolínico, metabolito neurotóxico[61,62].

Um estudo multicêntrico randomizado, duplo-cego e controlado por placebo foi conduzido para determinar os efeitos dos probióticos na cognição e no humor em idosos residentes na comunidade. Sessenta e três idosos saudáveis ($\geq$ 65 anos) consumiram placebo ou probióticos contendo *Bifidobacterium bifidum* BGN4 e *Bifidobacterium longum* BORI durante 12 semanas. A microbiota intestinal foi analisada usando sequenciamento 16S rRNA e bioinformática. As funções cerebrais foram medidas para estabelecer um registro para a doença de Alzheimer, escala de satisfação com a vida, questionário de estresse, escala de depressão geriátrica e cronograma de afeto positivo e afeto negativo. O fator neurotrófico derivado do cérebro (BDNF) foi determinado usando ensaio imunoenzimático. A abundância relativa de bactérias intestinais causadoras de inflamação foi significativamente reduzida na 12ª semana no grupo de probióticos ($p < 0,05$). O grupo dos probióticos apresentou maior melhora no teste de flexibilidade mental e no escore de estresse do que o grupo placebo ($p < 0,05$). Ao contrário do placebo, os probióticos aumentaram significativamente o nível sérico de BDNF ($p < 0,05$). Notavelmente, os micróbios intestinais significativamente alterados pelos probióticos (*Eubacterium* e *Clostridiales*) mostraram correlação negativa significativa com o nível sérico de BDNF apenas no grupo de probióticos (RS = -0,37, RS = -0,39, $p < 0,05$). Os pesquisadores concluíram que os probióticos podem promover a flexibilidade mental e aliviar o estresse em idosos saudáveis, além de causarem alterações na microbiota intestinal. Esses resultados fornecem evidências que apoiam as propriedades promotoras da saúde dos probióticos como parte de uma intervenção em idosos[63].

Uma metanálise sintetizou as evidências sobre os impactos dos probióticos no bem-estar psicológico, nos sintomas psiquiátricos e no funcionamento do SNC. Foram incluídos 54 estudos randomizados controlados por placebo, dos quais 30 foram elegíveis para metanálise. Os probióticos exerceram principalmente efeitos na função do SNC. A maioria dos probióticos não afetou o humor, o estresse, a ansiedade, a depressão e o sofrimento psiquiátrico quando comparados ao placebo no nível qualitativo. No nível quantitativo, a depressão e o sofrimento psiquiátrico melhoraram ligeiramente na condição probiótica (depressão: diferença média -0,37 (IC 95% = -0,55, -0,20); $p \leq 0{,}0001$; sofrimento psiquiátrico: diferença média -0,33 (IC 95% = -0,53, -0,13); as conclusões da metanálises apoiam que, embora haja uma quantidade de estudos que apontam resultados promissores, mais estudos são necessários para determinar a significância clínica desses efeitos[64].

Conforme apresentado neste capítulo, existe um corpo crescente de estudos que aponta para a modulação da microbiota intestinal através do uso de prebióticos, probióticos, alimentação rica em fibras, com possíveis efeitos benéficos na saúde mental, incluindo a redução de sintomas de ansiedade, depressão e estresse. No entanto, os resultados variam dependendo do tipo de prebiótico/probiótico utilizado e da população estudada.

A alimentação interfere diretamente na colonização dos microrganismos intestinais, sendo uma das responsáveis pela saúde, diversidade dessa microbiota e pelo tipo de microrganismos presentes no TGI[65,66]. Por ser evidente o papel do eixo microbiota-intestino-cérebro na mediação de vias inflamatórias[42] e pelo fato de que transtornos psiquiátricos parecem sofrer o impacto direto desse eixo, as pesquisas ressaltam a importância do equilíbrio da colonização bacteriana e da integridade da barreira intestinal na etiopatogenia de transtornos mentais[67,68]. Desse modo, estratégias nutricionais voltadas para saúde intestinal passam a ser consideradas um alvo do tratamento.

REFERÊNCIAS BIBLIOGRÁFICAS

1. Sender R, Fuchs S, Milo R. Are We Really Vastly Outnumbered? Revisiting the Ratio of Bacterial to Host Cells in Humans. Cell. 2016;164:337-40.
2. Lagier J-C, Dubourg G, Million M, Cadoret F, Bilen M, Fenollar F, et al. Culturing the human microbiota and culturomics. Nat Rev Microbiol. 2018;16:540-50.
3. D'Argenio V, Salvatore F. The role of the gut microbiome in the healthy adult status. Clinica Chimica Acta. 2015;451:97-102.

4. Cryan JF, O'Riordan KJ, Cowan CSM, Sandhu KV, Bastiaanssen TFS, Boehme M, et al. The microbiota-gut-brain axis. Physiol Rev. 2019;99:1877-2013.
5. Nelson KE, Weinstock GM, Highlander SK, Worley KC, Creasy HH, Wortman JR, et al. A catalog of reference genomes from the human microbiome. Science (1979). 2010;328:994-9.
6. Li J, Jia H, Cai X, Zhong H, Hansen T, Hildebrand F, et al. An integrated catalog of reference genes in the human gut microbiome. Nat Biotechnol. 2014;32:822-8.
7. Eckburg PB, Bik EM, Bernstein CN, Purdom E, Dethlefsen L, Sargent M, et al. Diversity of the Human Intestinal Microbial Flora. Science (1979). 2005;308:1635-8.
8. Lin L, Zhang J. Role of intestinal microbiota and metabolites on gut homeostasis and human diseases. BMC Immunol. 2017;18.
9. Costello EK, Lauber CL, Hamady M, Fierer N, Gordon JI, Knight R. Bacterial community variation in human body habitats across space and time. Science (1979). 2009;326:1694-7.
10. Borre YE, O'Keeffe GW, Clarke G, Stanton C, Dinan TG, Cryan JF. Microbiota and neurodevelopmental windows: implications for brain disorders. Trends Mol Med. 2014;20:509-18.
11. Goyal MS, Venkatesh S, Milbrandt J, Gordon JI, Raichle ME. Feeding the brain and nurturing the mind: Linking nutrition and the gut microbiota to brain development. Proc Natl Acad Sci U S A. 2015;112:14105-12.
12. Arumugam M, Raes J, Pelletier E, Paslier D Le, Yamada T, Mende DR, et al. Enterotypes of the human gut microbiome. Nature. 2011;473:174-80.
13. Roager HM, Licht TR, Poulsen SK, Larsen TM, Bahl MI. Microbial enterotypes, inferred by the Prevotella-to-Bacteroides ratio, remained stable during a 6-month randomized controlled diet intervention with the new nordic diet. Appl Environ Microbiol. 2014;80:1142-9.
14. Wu SV, Hui H. Treat your bug right. Front Physiol. 2011.
15. Liu YX, Qin Y, Chen T, Lu M, Qian X, Guo X, et al. A practical guide to amplicon and metagenomic analysis of microbiome data. Protein Cell. 2021;12:315-30.
16. Berthoud HR. Vagal and hormonal gut-brain communication: From satiation to satisfaction. Neurogastroenterology and Motility. 2008;20:64-72.
17. Tache Y, Vale W, Rivier J, Brown M. Brain regulation of gastric secretion: Influence of neuropeptides. Proc Natl Acad Sci USA. 1980;77:5515-9.
18. Agustí A, García-Pardo MP, López-Almela I, Campillo I, Maes M, Romaní-Pérez M, et al. Interplay between the gut-brain axis, obesity and cognitive function. Front Neurosci. 2018;12.
19. Sarkar A, Lehto SM, Harty S, Dinan TG, Cryan JF, Burnet PWJ. Psychobiotics and the Manipulation of Bacteria–Gut–Brain Signals. Trends Neurosci. 2016;39:763-81.
20. Rhee SH, Pothoulakis C, Mayer EA. Principles and clinical implications of the brain-gut-enteric microbiota axis. Nat Rev Gastroenterol Hepatol. 2009;6:306-14.
21. Mayer EA, Tillisch K, Gupta A. Gut/brain axis and the microbiota. J Clin Invest. 2015;125: 926-38.
22. Breit S, Kupferberg A, Rogler G, Hasler G. Vagus nerve as modulator of the brain-gut axis in psychiatric and inflammatory disorders. Front Psychiatry. 2018;9.
23. Dinan TG, Cryan JF. Mood by microbe: Towards clinical translation. Genome Med. 2016;8.
24. Fouhy F, Watkins C, Hill CJ, O'Shea CA, Nagle B, Dempsey EM, et al. Perinatal factors affect the gut microbiota up to four years after birth. Nat Commun. 2019;10.
25. Marin IA, Goertz JE, Ren T, Rich SS, Onengut-Gumuscu S, Farber E, et al. Microbiota alteration is associated with the development of stress-induced despair behavior. Sci Rep. 2017;7.
26. Arentsen T, Khalid R, Qian Y, Diaz Heijtz R. Sex-dependent alterations in motor and anxiety-like behavior of aged bacterial peptidoglycan sensing molecule 2 knockout mice. Brain Behav Immun. 2018;67:345-54.

27. Jaglin M, Rhimi M, Philippe C, Pons N, Bruneau A, Goustard B, et al. Indole, a signaling molecule produced by the gut microbiota, negatively impacts emotional behaviors in rats. Front Neurosci 2018; 12.
28. Luk B, Veeraragavan S, Engevik M, Balderas M, Major A, Runge J, et al. Postnatal colonization with human 'infant-type' Bifidobacterium species alters behavior of adult gnotobiotic mice. PLoS One 2018;13:e0196510.
29. Maniscalco JW, Rinaman L. Vagal interoceptive modulation of motivated behavior. Physiology. 2018;33:151-67.
30. Fung TC, Olson CA, Hsiao EY. Interactions between the microbiota, immune and nervous systems in health and disease. Nat Neurosci. 2017;20:145-55.
31. Socała K, Doboszewska U, Szopa A, Serefko A, Włodarczyk M, Zielińska A, et al. The role of microbiota-gut-brain axis in neuropsychiatric and neurological disorders. Pharmacol Res. 2021;172:105840.
32. Foster JA, Rinaman L, Cryan JF. Stress & the gut-brain axis: Regulation by the microbiome. Neurobiol Stress. 2017;7:124-36.
33. Cryan JF, O'Riordan KJ, Cowan CSM, Sandhu KV, Bastiaanssen TFS, Boehme M, et al. The Microbiota-Gut-Brain Axis. Physiol Rev. 2019;99:1877-2013.
34. Rogers GB, Keating DJ, Young RL, Wong ML, Licinio J, Wesselingh S. From gut dysbiosis to altered brain function and mental illness: Mechanisms and pathways. Mol Psychiatry. 2016;21:738-48.
35. Zhao L, Xiong Q, Stary CM, Mahgoub OK, Ye Y, Gu L, et al. Bidirectional gut-brain-microbiota axis as a potential link between inflammatory bowel disease and ischemic stroke. J Neuroinflammation. 2018;15.
36. Mayer EA. Gut feelings: The emerging biology of gut-brain communication. Nat Rev Neurosci. 2011;12:453-66.
37. Cryan JF, Dinan TG. Mind-altering microorganisms: The impact of the gut microbiota on brain and behaviour. Nat Rev Neurosci. 2012;13:701-12.
38. Byrne C, Chambers E, Alhabeeb H, Preston T, Chhina N, Busza A, et al. Increased Colonic Propionate Reduces Anticipatory Food Reward Responses in the Human Striatum to high-energu foods. Faseb J. 2015;29:385.8.
39. Torres-Fuentes C, Schellekens H, Dinan TG, Cryan JF. The microbiota–gut–brain axis in obesity. Lancet Gastroenterol Hepatol. 2017;2:747-56.
40. Bercik P, Park AJ, Sinclair D, Khoshdel A, Lu J, Huang X, et al. The anxiolytic effect of Bifidobacterium longum NCC3001 involves vagal pathways for gut-brain communication. Neurogastroenterol Motil. 2011;23:1132-9.
41. Rogers GB, Keating DJ, Young RL, Wong ML, Licinio J, Wesselingh S. From gut dysbiosis to altered brain function and mental illness: Mechanisms and pathways. Mol Psychiatry. 2016;21:738-48.
42. Torres-Fuentes C, Schellekens H, Dinan TG, Cryan JF. The microbiota–gut–brain axis in obesity. Lancet Gastroenterol Hepatol. 2017;2:747-56.
43. Pusceddu MM, Del Bas JM. The role of the gut microbiota in the pathophysiology of mental and neurological disorders. Psychiatr Genet. 2020;30:87-100.
44. Socała K, Doboszewska U, Szopa A, Serefko A, Włodarczyk M, Zielińska A, et al. The role of microbiota-gut-brain axis in neuropsychiatric and neurological disorders. Pharmacol Res. 2021;172.
45. Berk M, Kapczinski F, Andreazza AC, Dean OM, Giorlando F, Maes M, et al. Pathways underlying neuroprogression in bipolar disorder: Focus on inflammation, oxidative stress and neurotrophic factors. Neurosci Biobehav Rev. 2011;35:804-17.

46. Haba R, Shintani N, Onaka Y, Wang H, Takenaga R, Hayata A, et al. Lipopolysaccharide affects exploratory behaviors toward novel objects by impairing cognition and/or motivation in mice: Possible role of activation of the central amygdala. Behavioural Brain Research. 2012;228:423-31.
47. Kastin AJ, Pan W. Concepts for Biologically Active Peptides. Curr Pharm Des. 2010;16(30):3390-400.
48. He Y, Kosciolek T, Tang J, Zhou Y, Li Z, Ma X, et al. Gut microbiome and magnetic resonance spectroscopy study of subjects at ultra-high risk for psychosis may support the membrane hypothesis. Eur Psychiatry. 2018;53:37-45.
49. Gibson GR, Probert HM, Loo J Van, Rastall RA, Roberfroid MB. Dietary modulation of the human colonic microbiota: updating the concept of prebiotics. Nutr Res Rev. 2004;17:259-75.
50. Holscher HD. Dietary fiber and prebiotics and the gastrointestinal microbiota. Gut Microbes. 2017;8:172-84.
51. Blaut M. Relationship of prebiotics and food to intestinal microflora. Eur J Nutr. 2002;41:11-6.
52. Piccioni A, Covino M, Candelli M, Ojetti V, Capacci A, Gasbarrini A, et al. How Do Diet Patterns, Single Foods, Prebiotics and Probiotics Impact Gut Microbiota? Microbiol Res (Pavia). 2023;14:390-408.
53. Markowiak P, Ślizewska K. Effects of probiotics, prebiotics, and synbiotics on human health. Nutrients. 2017;9.
54. Freijy TM, Cribb L, Oliver G, Metri NJ, Opie RS, Jacka FN, et al. Effects of a high-prebiotic diet versus probiotic supplements versus synbiotics on adult mental health: The "Gut Feelings" randomised controlled trial. Front Neurosci. 2023;16.
55. Johnstone N, Milesi C, Burn O, van den Bogert B, Nauta A, Hart K, et al. Anxiolytic effects of a galacto-oligosaccharides prebiotic in healthy females (18–25 years) with corresponding changes in gut bacterial composition. Sci Rep. 2021;11.
56. Saghafian F, Hajishafiee M, Rouhani P, Saneei P. Dietary fiber intake, depression, and anxiety: a systematic review and meta-analysis of epidemiologic studies. Nutr Neurosci. 2023;26:108-26.
57. Wierzbicka A, Mańkowska-Wierzbicka D, Mardas M, Stelmach-Mardas M. Role of probiotics in modulating human gut microbiota populations and activities in patients with colorectal cancer—a systematic review of clinical trials. Nutrients. 2021;13.
58. Zheng Y, Zhang Z, Tang P, Wu Y, Zhang A, Li D, et al. Probiotics fortify intestinal barrier function: a systematic review and meta-analysis of randomized trials. Front Immunol. 2023;14.
59. 59. Kong C, Gao R, Yan X, Huang L, Qin H. Probiotics improve gut microbiota dysbiosis in obese mice fed a high-fat or high-sucrose diet. Nutrition. 2019;60:175-84.
60. Kazemi A, Noorbala AA, Azam K, Eskandari MH, Djafarian K. Effect of probiotic and prebiotic vs placebo on psychological outcomes in patients with major depressive disorder: A randomized clinical trial. Clinical Nutrition. 2019;38:522-8.
61. Porter GA, O'Connor JC. Brain-derived neurotrophic factor and inflammation in depression: Pathogenic partners in crime? World J Psychiatry. 2022;12:77-97.
62. Wang G, Huang S, Wang Y, Cai S, Yu H, Liu H, et al. Bridging intestinal immunity and gut microbiota by metabolites. Cellular and Molecular Life Sciences. 2019;76:3917-37.
63. Kim CS, Cha L, Sim M, Jung S, Chun WY, Baik HW, et al. Probiotic supplementation improves cognitive function and mood with changes in gut microbiota in community- dwelling older adults: A randomized, double-blind, placebo-controlled, multicenter trial. J Gerontol A Biol Sci Med Sci. 2021;76(1):32-40.
64. Sequeira CL, Hengstberger C, Enck P, Mack I. Effect of Probiotics on Psychiatric Symptoms and Central Nervous System Functions in Human Health and Disease: A Systematic Review and Meta-Analysis. Nutrients. 2022;14.

65. Zhou L, Foster AJ. Psychobiotics and the gut–brain axis: in the pursuit of happiness. Neuropsychiatr Dis Treat. 2015;11:715-23.
66. Mörkl S, Wagner-Skacel J, Lahousen T, Lackner S, Holasek SJ, Bengesser SA, et al. The role of nutrition and the gut-brain axis in psychiatry: A review of the literature. Neuropsychobiology. 2020;79:80-8.
67. Castro-Nallar E, Bendall ML, Pérez-Losada M, Sabuncyan S, Severance EG, Dickerson FB, et al. Composition, taxonomy and functional diversity of the oropharynx microbiome in individuals with schizophrenia and controls. Peer J. 2015;2015:1-21.
68. Müller N, Myint AM, Schwarz MJ. Inflammation in schizophrenia. Adv Protein Chem Struct Biol. 2012;88:49-68.

Capítulo 7

Nutrigenética, Epigenética e Psiquiatria Nutricional

André Heibel

GENOMA, DIETA E RISCO DE DOENÇAS PSIQUIÁTRICAS

O DNA determina como o metabolismo responde às mudanças ambientais e como essa interação refletirá em maior ou menor risco de quaisquer desfechos de saúde. A genética é um fator crucial no estudo de qualquer alteração associada à saúde humana. A herança genética exerce diferentes graus de influência na probabilidade de desenvolvimento, progressão e prognóstico de todas as condições de saúde ao longo da vida. A "Nutrição Personalizada" é o campo de estudo das respostas individuais, baseadas na genética e no microbioma, a estímulos dietéticos específicos.

O comportamento alimentar e a capacidade de metabolizar, transportar e excretar substâncias provindas da alimentação são fortemente determinados pelo seu genoma – o conjunto de genes que você recebe no momento da fecundação. Mutações em seu código genético influenciam a forma única como você interage com o meio ambiente, a dieta e os outros seres humanos.

Apesar de complexo, é fundamental que entendamos as bases do funcionamento do nosso DNA para que, em seguida, sejamos capazes de correlacionar tais aspectos à Psiquiatria Nutricional e assim traçar estratégias para a melhora do quadro clínico de nossos pacientes.

COMO FUNCIONA NOSSO DNA?

No momento da fecundação, o espermatozoide e o óvulo carregam consigo, cada um, metade do material genético necessário para a formação de um novo indivíduo. Uma vez que se encontram, é formada a primeira célula que, após milhões de replicações, constituirá um novo bebê.

Uma vez formado, o seu genoma será a combinação de genes herdados do seu pai e da sua mãe. A partir do momento em que a primeira célula é formada, o DNA dos genitores é combinado e permanecerá com a mesma sequência de bases nitrogenadas (adenina, timina, citosina e guanina) por toda a vida. Essas bases nitrogenadas codificam informações e se combinam para a formação dos genes – pedaços longos e específicos do DNA que funcionam como uma receita para a produção de proteínas no nosso organismo. Hormônios, enzimas, neurotransmissores, transportadores – qualquer proteína que constitua um ser humano é obtida a partir da leitura, transcrição e tradução do gene correspondente a ela[1].

Um ser humano tem cerca de 25 mil genes em seu DNA. Todas as células do corpo possuem os mesmos genes, mas usam combinações diferentes determinadas pelo tipo celular. Isto é, um neurônio tem os mesmos genes que um hepatócito, mas cada um expressa genes peculiares ao seu fenótipo.

Imagine que seu genoma completo é uma biblioteca com milhares de livros (os genes) para a produção de receitas (as proteínas), onde cada sequência de três bases nitrogenadas (um códon) caracterizaria um ingrediente a ser adicionado na preparação final. O genoma humano tem mais de três bilhões e duzentos milhões de bases nitrogenadas. A partir da leitura do gene, a célula transcreve a informação ali contida em uma molécula de RNA mensageiro, que por sua vez sai do núcleo celular e é utilizada pelo ribossomo, durante o processo de tradução, onde a proteína é formada[1].

O genoma dos seres humanos é 99,5% igual entre si, entretanto o meio ponto percentual restante caracteriza mais de dezesseis milhões de diferenças entre o perfil genético de duas pessoas. Essas diferenças podem ser facilmente percebidas visualmente, como a cor dos olhos, cabelo e pele, formato do rosto, estrutura corporal e os demais traços físicos.

Além das características macroscópicas visualmente diferenciáveis, é fundamental compreendermos que essas mudanças se dão em níveis intracelular e molecular. Entenda que, da mesma maneira que o formato do meu nariz é diferente do seu, a construção dos nossos hormônios e neurotransmissores também é.

Pequenas diferenças estruturais na construção das proteínas são consequência, em sua grande maioria, de polimorfismos – modificações de uma ou de poucas bases nitrogenadas dentro de um gene. O tipo mais estudado de polimorfismo é o de base única, em inglês chamado de SNP (*single nucleotide polymorphism*). Em nossa analogia da biblioteca com livros de receitas, um SNP seria a diferença de ingredientes que duas pessoas distintas usam para cozinhar a mesma receita. Conceitualmente, a diferença entre polimorfismo e mutação é a frequência com que cada um aparece na população. Um polimorfismo se repete em mais de 1% do grupo estudado, enquanto a mutação pode acontecer de maneira pontual em um único indivíduo[2].

Cada ser humano tem uma combinação de milhões de SNPs, e é justamente isso que nos diferencia em relação ao risco de diferentes doenças. Esses SNPs são passados de pais para os filhos, e é por isso que podemos correlacionar o histórico familiar com a predição do risco no desenvolvimento e severidade de diferentes enfermidades. O perfil poligênico está presente na maioria das doenças psiquiátricas, o que significa que a manifestação da condição clínica usualmente depende de um conjunto de vários genes alterados.

BASES DA GENÔMICA NUTRICIONAL

O estudo da relação entre padrão genético e Nutrição é chamado de Nutrigenética. Por meio dela, buscamos compreender o efeito das variantes do DNA e a influência delas na absorção, transporte, uso, armazenamento e excreção de macronutrientes, vitaminas, minerais, compostos bioativos e xenobióticos.

Usualmente, as recomendações diárias de ingestão (DRI) para cada nutriente dependem basicamente do sexo e da idade do paciente, mas a literatura atual já demonstra que a necessidade nutricional varia também com a individualidade genética. Cada indivíduo tem capacidade singular na metabolização dos compostos alimentares, uma vez que a estrutura e a atividade das proteínas e enzimas envolvidas nos processos metabólicos e nutricionais variam de acordo com os SNPs e o perfil genético[3].

A variabilidade gênica do seu paciente estabelece a maneira como ele utiliza componentes da alimentação, como seu metabolismo responde e, por conseguinte, como esse uso impactará o surgimento e a progressão de doenças e/ou condições psiquiátricas ao longo da vida. A responsividade a diferentes estratégias alimentares é ponto central na discussão da Nutrigenética. Uma mesma dieta pode funcionar muito bem para um indivíduo, mas não para outro[1].

Levando em consideração a ampla individualidade biológica que o ser humano apresenta, é necessário que os profissionais da saúde utilizem mais informações para estabelecer quanto de cada nutriente o paciente deve ingerir. Por exemplo, um polimorfismo no gene da MTHFR (metilenotetra-hidrofolato redutase) reduz a atividade enzimática e faz com que a disponibilidade de folato seja diminuída nas células, prejudicando assim todas as funções em que essa vitamina é empregada[4].

Essa enzima participa de um grupo de vias bioquímicas chamadas de metabolismo de um carbono, em alusão à produção de grupamentos metil que ali acontece. A via ainda é responsável pela produção de timidilato, precursor de bases nitrogenadas que constituirão o DNA. Ainda, o folato é essencial para degradação da homocisteína, agente inflamatório que pode gerar prejuízos ao sistema nervoso central se encontrado em altos níveis. Logo, essa alteração nutrigenética vai levar a um aumento da concentração de homocisteína e um maior risco de alterações neurológicas e psiquiátricas[4].

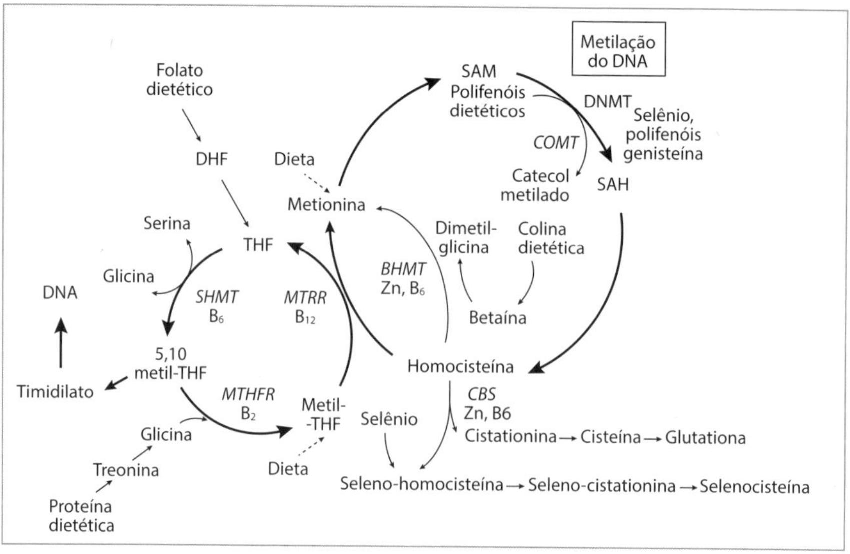

Figura 1 Metabolismo de um carbono. A partir do uso do folato, reações bioquímicas formam o timidilato, precursor de bases nitrogenadas. Acontece também a metilação do DNA a partir do SAMe (S-adenosil metionina) e concomitante degradação da homocisteína. Na via da transulfuração, representada no canto inferior direito da imagem, acontece a formação de glutationa, importante peptídeo para a proteção antioxidante e detoxificação de xenobióticos.

O metabolismo de um carbono é responsável pela produção de mais bases nitrogenadas para a proliferação celular. Esse processo é um dos primeiros passos para a manutenção da plasticidade e recuperação de um tecido danificado. Alterações no metabolismo de folato induzidas por polimorfismos ou por deficiências nutricionais podem gerar prejuízos na replicação celular, fazendo com que o dano no tecido permaneça em maior extensão e impedindo sua correta recuperação. A capacidade de reparo de um órgão está ligada ao declínio funcional que ele sofrerá ao longo do tempo[1].

Alguns órgãos, como intestino, pele e fígado, têm um poder de recuperação maior do que outros, como o cérebro. Isso se dá pela característica intrínseca de *turnover* de cada tipo celular. As deteriorações neuronais decorrentes de disfunções no metabolismo de um carbono tendem a ser mais dificilmente recuperáveis e, muitas vezes, incorrigíveis[1].

Cada replicação celular gera um encurtamento dos telômeros, estrutura que protege o cromossomo. Quanto mais danos sofridos, mais replicações necessárias e maior o encurtamento dos telômeros, causando diminuição na capacidade de defesa do material genético frente aos insultos ambientais. Uma das teorias do envelhecimento mais bem aceitas pela comunidade científica postula que esse encurtamento e a exposição aumentada causa instabilidade genômica – em que os genes sofrem transcrições incorretas, produzindo proteínas anômalas e com menor atividade funcional[5].

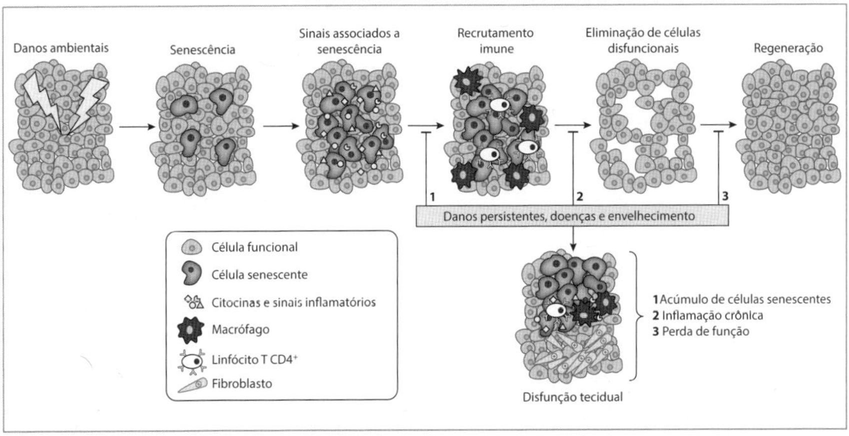

Figura 2 Ciclo de dano, senescência e recuperação celular. O dano sofrido leva a senescência celular, recrutamento do sistema imune para remoção das células lesadas e posterior regeneração do tecido. A redução funcional no tecido pode ocorrer se não houver remodelação correta.

Fonte: adaptada de Muñoz-Espín D, 2014.[6]

Um órgão pode sofrer dano por diferentes motivos, como inflamação persistente, estresse oxidativo, radiação ultravioleta, presença de xenobióticos e metais ou mesmo pelo efeito do tempo. As células que não conseguem se recuperar por completo entram em um estágio de senescência, em que a replicação fica impedida. Sinais fenotípicos associados à senescência são produzidos e catalisam o recrutamento de células do sistema imune para a remodelação tecidual. Caso o dano seja muito extenso ou a produção de DNA seja insuficiente, o tecido permanece com dano e tem uma diminuição da sua capacidade funcional[6].

Acredita-se que o declínio cognitivo associado à idade é fruto, em parte, da menor eficiência dos neurônios e células da glia em realizarem esses processos. Doenças como Alzheimer e Parkinson têm estreita ligação com o implacável efeito do tempo sobre o nosso DNA[5].

Além da herança genética, alterações epigenéticas que ocorrem ao longo da vida determinam o funcionamento do corpo. Modificações estruturais e bioquímicas, como a adição ou subtração de grupamentos metil, acetil e outros à estrutura de dupla hélice, silenciam ou ativam pedaços específicos do seu código genético. Essas alterações acontecem de acordo com a influência da alimentação, exercício físico, ciclo circadiano, exposição a poluentes e xenobióticos, além de vários outros fatores. Tais condições impactam diretamente a expressão gênica, o funcionamento do cérebro e o comportamento gerado por ele[1].

Existem períodos específicos durante a vida, chamados de programação metabólica, quando o DNA fica mais propenso a receber marcações causadas pelos eventos ambientais. Essas marcações influenciam se genes serão ou não lidos durante toda a vida do indivíduo. Os principais períodos caracterizados na literatura são: i) a gestação, quando ocorre maior replicação celular e produção de DNA, ii) o início da infância, quando ocorre o desenvolvimento do sistema imunológico, e iii) na adolescência, momento de maturação e diferenciação sexual[1].

Todo sinal, sintoma e doença têm necessariamente componentes ambientais, genéticos e epigenéticos – incluindo programação metabólica, envolvidos em diferentes magnitudes. Via de regra, a gênese de uma condição psiquiátrica é fruto de um maior risco genético herdado, que pode ser aumentado pelos períodos de programação metabólica e, normalmente, ativado por gatilhos ambientais que desencadeiam os primeiros sintomas[1].

EPIGENÉTICA, PROGRAMAÇÃO METABÓLICA E AS ORIGENS DAS DOENÇAS PSIQUIÁTRICAS

Estudos epigenéticos demonstram que o período de gestação é, em parte, responsável pela origem de alterações cognitivas e comportamentais que propiciam o surgimento de condições psiquiátricas. A mecanística sugerida pela literatura se baseia principalmente nas modificações do epigenoma no cérebro que acontecem durante os períodos de programação metabólica[7]. Isso é particularmente importante, uma vez que a origem do sistema nervoso se dá com a formação do tubo neural, que acontece precocemente durante a gestação, nas primeiras 4 semanas após a fecundação.

A programação metabólica exerce importante papel na etiologia de doenças psiquiátricas. As "origens do desenvolvimento da saúde e da doença" (do inglês *developmental origins of health and disease* - DOHaD) são uma abordagem de pesquisa científica que investiga como as interações e exposições ambientais dos antepassados impactam a saúde dos descendentes. Uma evidência científica robusta mostra relação entre a saúde e a nutrição dos pais e avós com a saúde metabólica, mental, reprodutiva e a longevidade dos filhos e netos.

A exposição da mãe ao estresse, inflamação ou má nutrição gera mudanças na expressão de genes, hormônios e citocinas do circuito neural do feto, que se perpetuam na idade adulta, aumentando o risco de episódios de depressão e ansiedade, concomitante à desregulação do eixo hipófise pituitária, resistência à insulina e função cardiovascular[8].

Durante a gestação, o cortisol materno atravessa a placenta e modula a expressão da enzima DNA metiltransferase 3a (DNMT3a). Essa enzima, por sua vez, aumenta a metilação e o silenciamento de uma segunda enzima responsável pela inativação do cortisol, levando a sua menor expressão no córtex fetal e aumentando a suscetibilidade ao estresse na vida adulta.

O estresse na gestação é fator de risco para depressão e ansiedade, uma vez que pacientes com níveis persistentes de estresse modulam a expressão de enzimas controladoras de histonas (H3K4, H3K9 e H3K36) de maneira distinta de um indivíduo saudável e sem estresse. Durante a gestação, o estresse leva à modificação em uma pletora de genes envolvidos com aspectos neurológicos, cognitivos e metabólicos. Além disso, existe um aumento na metilação global nos genes relacionados à ansiedade e depressão de pacientes submetidos ao estresse. Essa mudança é independente de fatores como sexo, idade e raça e também atinge os filhos[9].

A evidência em estudos de Epigenética demonstra que a metilação incorreta de genes envolvidos na regulação da atividade de glutamato e serotonina são componentes importantes para o desenvolvimento de transtornos alimentares, como a anorexia nervosa e a bulimia[10].

A exposição da mãe a agentes tóxicos como o álcool, cigarro e *cannabis* está fortemente ligada a alterações na estrutura do DNA do feto, aumentando a probabilidade de ansiedade, depressão e comportamentos de vício[11,12]. Mesmo a ingestão materna de cafeína ou adoçantes não calóricos tem efeitos de longo prazo sobre o padrão de metilação de genes hormonais, exercendo efeitos sobre a saúde metabólica e comportamental dos filhos[13,14].

A exposição gestacional aos metais pesados como cádmio, mercúrio e arsênico, ao bisfenol A e aos ftalatos piora a saúde metabólica da criança, além de poder gerar alterações comportamentais e de neurodesenvolvimento[15-17]. Também foi observado aumento no risco de doenças metabólicas e psiquiátricas na vida adulta com a exposição gestacional a microplásticos, poluição do ar e água, pesticidas e até mesmo medicamentos, como alguns analgésicos, antibióticos, betabloqueadores e drogas antidiabéticas[18,19]. Todos os componentes citados mudam o metiloma e têm efeito genotóxico para a mãe e para o bebê.

Mesmo o excesso de nutrientes também pode desencadear ação genotóxica. Estudos observacionais mostram que a suplementação demasiada de ácido fólico na gestação piora o desenvolvimento neurocognitivo e aumenta o risco de autismo nas crianças[20]. Evidências norte-americanas demonstram que o excesso no consumo de alimentos sujeitos à fortificação mandatória de ácido fólico, como a farinha de trigo, causa um aumento na disponibilidade de folato não metabolizado em mais de 95% dos indivíduos avaliados. Esse acúmulo parece exercer um mecanismo pró-oxidante e efeitos de instabilidade estrutural no DNA[1,21].

Pais com sobrepeso ou obesidade alteram em grande magnitude o padrão de metilação dos gametas (espermatozoide e óvulo). Uma metanálise demonstrou que o excesso de peso materno aumenta nos filhos o risco de comprometimento neurológico, transtorno de déficit de atenção e hiperatividade, transtorno do espectro do autismo, atraso no desenvolvimento e problemas emocionais/comportamentais[22].

O excesso de peso representa um dos maiores fatores de risco para condições e doenças psiquiátricas. Mães obesas têm risco aumentado em até 88% de terem filhos com alterações neurocognitivas[23]. A formação dos circuitos neurais responsáveis pelo comportamento alimentar acontece nos momentos de programação metabólica, e a leptina materna exerce grande influência em componentes-chave desses circuitos. Por exemplo, em mulheres grávidas com obesidade pode ocorrer resistência à ação da leptina no hipotálamo do feto, alterando seu controle de homeostase energética e apetite na infância e vida adulta[24].

A exposição materna a alimentos hiperpalatáveis altera o desenvolvimento do sistema mesolímbico e do sistema de recompensas dos filhos, modelando negativamente a liberação de dopamina frente ao excesso calórico e provocando um aumento no risco dos comportamentos alimentares associados à obesidade. Ainda, a formação dos sistemas de percepção de sabor, de saciedade e a preferência por macronutrientes depende do balanço energético e da dieta materna. Fetos expostos a uma dieta ocidental terão modificações epigenéticas que vão favorecer o consumo de alimentos hiperpalatáveis e o excesso calórico de maneira irreversível em momentos posteriores na vida[24]. Destaca-se que os efeitos da alimentação na gestação serão duradouros e determinantes no comportamento alimentar por toda a vida do indivíduo ali gerado.

Mesmo a percepção de sabor pode ser modulada durante as janelas de programação metabólica. Uma revisão sistemática mostrou que os sabores provenientes da dieta materna podem ser transferidos para o líquido amniótico e pela amamentação, e a exposição do bebê a eles aumenta a aceitação de alimentos com os mesmos sabores durante a infância[25]. Além disso, bebês alimentados por fórmulas infantis tendem a evitar os sabores não presentes no produto, como o de frutas e vegetais, dificultando a introdução alimentar e moldando as preferências na vida adulta[26].

Em resumo, o comportamento alimentar é moldado por alterações epigenéticas resultantes tanto das experiências do bebê durante os períodos de programação metabólica quanto das escolhas alimentares maternas e paternas, uma vez que o epigenoma herdado já carrega informações cruciais ao desenvolvimento dos mecanismos neurológicos que influenciam os hábitos e as escolhas alimentares. A exposição a adversidades durante a gestação, como excesso de peso, disfunções metabólicas, xenobióticos e estresse, interage com o perfil genético, influenciando a formação de características centrais na psicopatologia e nas doenças metabólicas[27].

Existe uma ampla gama de literatura científica disponível demonstrando os efeitos deletérios do excesso de peso materno e paterno sobre a saúde mental dos filhos na infância, adolescência e vida adulta. Ressalta-se, com muita consternação, que o crescente número de homens e mulheres com obesidade irá contribuir para o aumento na prevalência de desordens psiquiátricas nas próximas gerações.

NUTRIGENÉTICA E DOENÇAS PSIQUIÁTRICAS

Modificações na estrutura de neurotransmissores e hormônios resultantes da variabilidade genética podem interferir nos complexos sistemas de comunicação entre as células do cérebro e o restante do organismo. Estudos de associação genômica ampla (GWAS) revelaram alta correlação genética entre desordens mentais e alguns traços de personalidade, como percepção de bem-estar, neuroticismo, ansiedade, bipolaridade, TDAH e depressão[28].

Filhos de pacientes com depressão têm probabilidade de desenvolver hipertensão, dislipidemia, acidente vascular cerebral isquêmico e doenças cardíacas[29]. Além disso, filhos de indivíduos com transtorno depressivo maior tem um risco de 35-40% de desenvolver a doença no início da idade adulta, o dobro do risco encontrado em filhos de pais sem depressão. A herdabilidade de SNPs associados ao transtorno depressivo gira em torno de 8,4% e é maior que de outras condições, como a esquizofrenia e o transtorno bipolar[28].

No transtorno de ansiedade generalizada, a simples presença de polimorfismos de determinados genes associados à plasticidade neural caracteriza um aumento no risco e na severidade dos sintomas. Os principais genes caracterizados na literatura são aqueles que modulam proteínas da estrutura sináptica, de crescimento de neurônios e de resposta a estímulos, como o receptor de dopamina, o receptor de serotonina e o BDNF (fator neurotrófico derivado do cérebro), por exemplo[28,30].

A síntese e distribuição de serotonina, agente-chave na fisiopatologia da ansiedade e da depressão, é dependente do metabolismo de folato (B9), e indivíduos com depressão têm níveis significativamente mais baixos dessa vitamina do que indivíduos sem depressão. Dessa forma, o polimorfismo na MTHFR, que influencia os níveis de folato, também contribui de maneira significativa para o desenvolvimento de quadros depressivos e de ansiedade generalizada[31,32].

Da mesma forma, a disponibilidade de cobalamina está ligada ao risco de depressão, principalmente em mulheres[33]. No Brasil, um estudo longitudinal observou relação inversa entre consumo de B9 e B12 e o risco de depressão[34]. Essa relação provavelmente se dá porque níveis séricos reduzidos de B12 e B9 prejudicam a síntese de SAMe (S-adenosil metionina), principal doador de grupamentos metil para controle da expressão e silenciamento de diversos genes. A deficiência de B12 também gera um aumento em metabólitos, como os ácidos quinurênico e quinolínico, que diminuem a expressão de genes dos receptores de serotonina[35].

Do ponto de vista nutricional, o metabolismo de um carbono é uma via bioquímica intrinsicamente ligada a grande parte das doenças psiquiátricas. A síntese e disponibilidade de dopamina, noradrenalina e serotonina dependem largamente do uso do folato (vitamina B9) e da cobalamina (vitamina B12) pela célula e de polimorfismos que afetem a via. A deficiência desses nutrientes está ligada à hiper-homocisteinemia, quadro que aumenta a resposta inflamatória crônica e gera prejuízo cerebrovascular, disfunção e morte neuronal além da atrofia do hipocampo[36].

A redução nos níveis de B9 impacta também o balanço oxidativo do cérebro. É a partir do folato que produzimos mais bases nitrogenadas para síntese de DNA mitocondrial. A redução nesse processo gera dano à organela, extravasamento de radicais livres, como o superóxido, e posterior dano oxidativo ao cérebro. Além disso, a indisponibilidade de B9 causa inserção incorreta de uracila na estrutura de dupla hélice, caracterizando a instabilidade genômica e dano aos processos de transcrição, tradução e replicação de DNA[31].

Uma metanálise[37] mostrou correlação significativa entre o polimorfismo no gene MTHFR e o risco de Alzheimer. Além disso, polimorfismos moduláveis pela dieta, como de genes do metabolismo lipídico (APOE), do sistema imunológico (CR1) e do controle hormonal (COMT1), também demonstram importante relação com a gênese da doença[38].

Polimorfismos no metabolismo de metais, como no gene (SLC11A2) do transportador de metal divalente - DMT1, impactam o conteúdo de ferro no corpo. A deficiência de ferro pode danificar a expressão dos genes dos neurônios do hipocampo, levando à disfunção neurológica em longo prazo[39]. O ferro é cofator das enzimas hidroxilases de aminoácidos aromáticos (fenilalanina, tirosina, triptofano). A atividade dessas enzimas é a etapa limitante na síntese de l-dopa, dopamina, serotonina e indiretamente de norepinefrina[30].

A vitamina D participa diretamente de processos relacionados à transcrição e tradução de genes. Por exemplo, ela age como importante inibidora da translocação do NF-kB, fator de transcrição responsável por diversos genes inflamatórios, para o núcleo celular. A neuroinflamação participa da desregulação glutamatérgica, bem como da redução da plasticidade sináptica e da síntese de monoaminas - processos envolvidos no transtorno depressivo maior, transtorno de ansiedade e declínio cognitivo associado à idade[40].

A resposta a qualquer composto alimentar depende da responsividade individual, isto é, um mesmo nutriente pode exercer diferentes efeitos, dependendo do perfil genético do paciente. Um exemplo interessante é a diferença de responsividade ao consumo de café. Além da cafeína, compostos bioativos como o ácido clorogênico e o ácido cafeico também têm efeito biológico em nível cerebral. Ao mesmo tempo que o consumo moderado de café reduz o risco de depressão em alguns indivíduos, aumenta o risco de ansiedade em outros[41]. A diferença de resposta depende da dose e da frequência de consumo, além da capacidade individual de metabolização da cafeína. Por exemplo, polimorfismos em genes como o ADORA2 e o CYP1A2 mudam a meia-vida da cafeína, potencializando ou reduzindo seus efeitos no organismo[42].

Uma importante intersecção entre as desordens psiquiátricas e os desequilíbrios das doenças crônicas não transmissíveis pode ser traçada por meio da genética. *Loci* genéticos são compartilhados pela síndrome metabólica, diabetes, esquizofrenia, bipolaridade e transtorno depressivo maior. Este último confere um aumento de 60% no risco de diabetes *mellitus* tipo 2, enquanto pacientes diabéticos têm sete vezes mais chance de desenvolver depressão, por exemplo[43].

Vários outros polimorfismos podem influenciar o desenvolvimento de doenças psiquiátricas, e centenas deles estão envolvidos concomitantemente nos processos fisiopatológicos metabólicos e mentais. Um estudo de ampla avaliação genética verificou quase 500 diferentes SNPs que aumentavam o risco simultâneo para doenças dos dois grupos. Respostas imunológicas, metabolismo lipídico e de sinalização celular são as vias com mais convergências que devem ser avaliadas pelos profissionais a fim de conhecer e minimizar o risco em um paciente que já apresenta uma das comorbidades[43].

Em conclusão, a herança genética modificará a capacidade do indivíduo de responder às particularidades da dieta, sejam elas caracterizadas pela falta ou excesso de nutrientes, de calorias ou de xenobióticos. A alimentação é componente-chave na diminuição do risco de doenças psiquiátricas e neurológicas em pacientes que já apresentem predisposição genética elevada.

PRÁTICA CLÍNICA, DESAFIOS E CONSIDERAÇÕES FINAIS

Cada vez mais é uma exigência que profissionais da saúde busquem formas mais eficientes e precisas de avaliar e tratar seus pacientes. O desenvolvimento de diferentes tecnologias ao longo dos últimos anos vem trazendo cada vez mais personalização para o trabalho do nutricionista. A genética é um componente fundamental em qualquer doença. Além da herança, as modificações ambientais por meio da Epigenética são capazes de predizer o risco de o paciente desenvolver doenças psiquiátricas. A gravidade dos sinais e sintomas está atrelada a como o genoma responde aos estímulos do ambiente.

Enquanto os exames bioquímicos mostram um retrato de como o paciente está no momento da coleta, exames nutrigenéticos são uma oportunidade de investigar o futuro daquele indivíduo. A predição de risco é uma das ferramentas nutrigenéticas mais poderosas com que profissionais da área da saúde podem contar. Essa caracterização colabora na prevenção de diversas doenças em nível ambulatorial e até mesmo na construção de políticas públicas, como a fortificação mandatória de ácido fólico.

A diferença de responsividade deve ser avaliada criteriosamente pelo profissional. Um mesmo alimento ou estratégia nutricional pode ter resultados completamente antagônicos. O conceito dos "testes N=1" (*N=1 trials*) tem ganhado força como abordagem da Nutrição Personalizada. A ideia é que, após a avaliação da evidência científica de um determinado evento ou desfecho em populações maiores, os testes se ampliem de maneira individual, buscando respostas específicas para cada paciente[44].

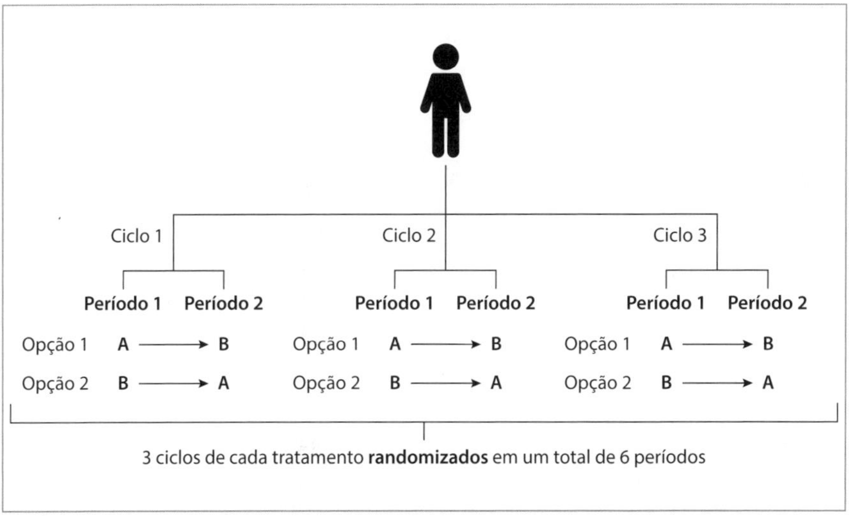

Figura 3 Proposta de periodização de duas estratégias diferentes de tratamento (A e B) ao longo de três ciclos. A ordem dos tratamentos dentro de cada ciclo é randomizada, o que ajuda a controlar possíveis fatores de confusão relacionados ao tempo e permite uma avaliação mais precisa da eficácia de cada intervenção. Recomenda-se o acompanhamento do paciente por, no mínimo, dois ciclos para obter resultados consistentes.

Fonte: adaptada de Potter T et al., 2021.[44]

Apesar de ainda ser uma abordagem de pesquisa, a ideia da investigação das características singulares do seu paciente é fortemente recomendada para prescrições mais personalizadas e efetivas. Na prática clínica, a sugestão é que se determinem em curto, médio e longo prazo as estratégias empregadas e os efeitos esperados, mudando os tipos de intervenções e estímulos usados ao logo do período determinado, sempre reavaliando os desfechos apresentados pelo paciente de maneira imparcial. Assim, é possível detectar o *feedback* intra e interindividual diante das estratégias utilizadas.

A cada dia, novos biomarcadores são disponibilizados para uso clínico e podem colaborar com o tratamento do crescente número de pessoas com transtornos alimentares, metabólicos e psiquiátricos. Uma avaliação mais aprofundada e integrada, que leve em consideração os aspectos genéticos, certamente resultará em um tratamento mais direcionado e eficiente.

Seu genoma é uma herança dos milhares de antepassados que habitaram nosso planeta ao longo dos 300 mil anos de evolução do ser humano e o trouxeram até aqui. É a linguagem com a qual você escreveu sua participação na história da humanidade e o legado que fará você presente no futuro, por intermédio de seus descendentes. O nutricionista tem, por meio de uma alimentação mais saudável, a capacidade de proteger e otimizar todo o potencial carregado pela molécula mais importante da sua vida: o DNA.

REFERÊNCIAS BIBLIOGRÁFICAS

1. Heibel A, Fagundes G. Do DNA à Prática Clínica. São Paulo: Metha; 2022.
2. Kiani AK, Bonetti G, Donato K, Kaftalli J, Herbst KL, Stuppia L, et al. Polymorphisms, diet and nutrigenomics. J Prev Med Hyg. 2022;63:E125-E141.
3. Micheletti C, Madeo G, Macchia A, Donato K, Cristoni S, Ceccarini MR, et al. Nutrigenomics: SNPs correlated to vitamins' deficiencies. Clin Ter. 2023;174:173-82.
4. Ducker GS, Rabinowitz JD. One-Carbon Metabolism in Health and Disease. Cell Metab. 2017;25:27-42.
5. Rossiello F, Jurk D, Passos JF, d'Adda di Fagagna F. Telomere dysfunction in ageing and age-related diseases. Nat Cell Biol. 2022;24:135-47.
6. Muñoz-Espín D, Serrano M. Cellular senescence: From physiology to pathology. Nat Rev Mol Cell Biol. 2014;15:482-96.
7. Babenko O, Kovalchuk I, Metz GAS. Stress-induced perinatal and transgenerational epigenetic programming of brain development and mental health. Neurosci Biobehav Rev. 2015;48:70-91.
8. Goldstein JM, Holsen L, Huang G, Hammond BD, James-Todd T, Cherkerzian S, et al. Prenatal stress-immune programming of sex differences in comorbidity of depression and obesity/metabolic syndrome. Dialogues Clin Neurosci. 2016;18(4):425-36.

9. Dirven BCJ, Homberg JR, Kozicz T, Henckens MJAG. Epigenetic programming of the neuroendocrine stress response by adult life 1 stress. J Mol Endocrinol. 2017;59(1):R11-R31.
10. Booij L, Steiger H. Applying epigenetic science to the understanding of eating disorders: a promising paradigm for research and practice. Curr Opin Psychiatry. 2020;33:515-20.
11. Burgess DJ, Moritz KM. Prenatal alcohol exposure and developmental programming of mental illness. J Dev Orig Health Dis. 2020;11:211-21.
12. Braithwaite EC, Murphy SE, Ramchandani PG. Prenatal risk factors for depression: A critical review of the evidence and potential mechanisms. J Dev Orig Health Dis. 2014;5:339-50.
13. Chometton S, Tsan L, Hayes AMR, Kanoski SE, Schier LA. Early-life influences of low-calorie sweetener consumption on sugar taste. Physiol Behav. 2023;264.
14. Souza LL, Moura EG, Lisboa PC. Can mothers consume caffeine? The issue of early life exposure and metabolic changes in offspring. Toxicol Lett. 2024;393:96-06.
15. Combarnous Y, Diep Nguyen TM. Comparative overview of the mechanisms of action of hormones and endocrine disruptor compounds. Toxics. 2019;7.
16. Khan F, Momtaz S, Abdollahi M. The relationship between mercury exposure and epigenetic alterations regarding human health, risk assessment and diagnostic strategies. J Trace Elem Med Biol. 2019:52:37-47.
17. Ma Y, Liang C, Wang Z, Wang X, Xie L, Tao S, et al. Association between prenatal metals exposure and blood pressure in 5-6 years children: A birth cohort study. Environ Res. 2023;219.
18. Almeida DL, Pavanello A, Saavedra LP, Pereira TS, De Castro-Prado MAA, De Freitas Mathias PC. Environmental monitoring and the developmental origins of health and disease. J Dev Orig Health Dis. 2019;10: 608-15.
19. Zurub RE, Cariaco Y, Wade MG, Bainbridge SA. Microplastics exposure: implications for human fertility, pregnancy and child health. Front Endocrinol (Lausanne). 2023;14.
20. Valera-Gran D, Navarrete-Muñoz EM, Garcia De La Hera M, Fernández A, Fernández-Somoano F, Tardón A, et al. Effect of maternal high dosages of folic acid supplements on neurocognitive development in children at 4-5 y of age: the prospective birth cohort Infancia y Medio Ambiente (INMA) study. Am J Clin Nutr. 2017;106(3):878-87.
21. Pfeiffer CM, Sternberg MR, Fazili Z, Yetley EA, Lacher DA, Bailey RL et al. Unmetabolized folic acid is detected in nearly all serum samples from us children, adolescents, and adults. J Nutr. 2015;145(3):520-31.
22. Sánchez-Villegas A, Toledo E, De Irala J, Ruiz-Canela M, Pla-Vidal J, Martínez-González MA. Fast-food and commercial baked goods consumption and the risk of depression. Public Health Nutr. 2012;15:424-32.
23. Kong L, Norstedt G, Schalling M, Gissler M, Lavebratt C. The Risk of Offspring Psychiatric Disorders in the Setting of Maternal Obesity and Diabetes. Pediatrics. 2018;142:e20180776.
24. Zeltser LM. Feeding circuit development and early-life influences on future feeding behaviour. Nat Rev Neurosci. 2018;19:302-16.
25. Spahn JM, Callahan EH, Spill MK, Wong YP, Benjamin-Neelon SE, Birch L et al. Influence of maternal diet on flavor transfer to amniotic fluid and breast milk and children's responses: A systematic review. Am J Clin Nutr. 2019;109(Suppl_7):1003S-1026S.
26. Mennella JA. Ontogeny of taste preferences: Basic biology and implications for health1-5. Am J Clin Nutr. 2014;99(3):704S-11S.
27. Batra A, Chen LM, Wang Z, Parent C, Pokhvisneva I, Patel S et al. Early Life Adversity and Polygenic Risk for High Fasting Insulin Are Associated With Childhood Impulsivity. Front Neurosci 2021;15.
28. Marx W, Penninx B, Solmi M, Furukawa T, Firth J, Carvalho A, et al. Major depressive disorder. Nat Rev Dis Primers. 2023;9.

29. Li JR, Tsai SJ, Bai YM, Hsu JW, Huang KL, Su TP, et al. Cardiometabolic disease risk among siblings of patients with major depressive disorder. J Dev Orig Health Dis. 2020;12:530-35.
30. Berthou C, Iliou JP, Barba D. Iron, neuro-bioavailability and depression. EJHaem. 2022;3(1):263-75.
31. Araújo JR, Martel F, Borges N, Araújo JM, Keating E. Folates and aging: Role in mild cognitive impairment, dementia and depression. Ageing Res Rev. 2015;22:9-19.
32. Bender A, Hagan KE, Kingston N. The association of folate and depression: A meta-analysis. J Psychiatr Res. 2017;95:9-18.
33. Wu Y, Zhang L, Li S, Zhang D. Associations of dietary vitamin B1, vitamin B2, vitamin B6, and vitamin B12 with the risk of depression: A systematic review and meta-analysis. Nutr Rev. 2022;80:351-66.
34. Ferriani L, Alves Silva D, del Carmen Bisi Molina M, Geraldo Mill J, Russowsky Brunoni A, de Jesus Mendes da Fonseca M, et al. Associations of depression and intake of antioxidants and vitamin B complex: Results of the Brazilian Longitudinal Study of Adult Health (ELSA-Brasil). J Affect Disord. 2022;297:259-68.
35. Russell-Jones G. Vitamin B12 Deficiency and Depression: What is the Mechanism? ASEAN J Psychiatry. 2022.
36. Wan L, Li Y, Zhang Z, Sun Z, He Y, Li R. Methylenetetrahydrofolate reductase and psychiatric diseases. Transl Psychiatry. 2018;8.
37. Rai V. Methylenetetrahydrofolate Reductase (MTHFR) C677T Polymorphism and Alzheimer Disease Risk: A Meta-Analysis. Mol Neurobiol. 2017;54:1173-86.
38. Miyan J, Buttercase C, Beswick E, Miyan S, Moshkdanian G, Naz N. Folate Related Pathway Gene Analysis Reveals a Novel Metabolic Variant Associated with Alzheimer's Disease with a Change in Metabolic Profile. Metabolites. 2022;12(6):475.
39. Zhang Z, Yang X, Jia Y, Wen Y, Cheng S, Meng P, et al. Vitamin d and the risks of depression and anxiety: An observational analysis and genome-wide environment interaction study. Nutrients. 2021.
40. Kouba BR, Camargo A, Gil-Mohapel J, Rodrigues ALS. Molecular Basis Underlying the Therapeutic Potential of Vitamin D for the Treatment of Depression and Anxiety. Int J Mol Sci. 2022;23.
41. Min J, Cao Z, Cui L, Li F, Lu Z, Hou Y, et al. The association between coffee consumption and risk of incident depression and anxiety: Exploring the benefits of moderate intake. Psychiatry Res. 2023;326:225307.
42. Nehlig A. Interindividual differences in caffeine metabolism and factors driving caffeine consumption. Pharmacol Rev. 2018;70:384-411.
43. Postolache TT, del Bosque-Plata L, Jabbour S, Vergare M, Wu R, Gragnoli C. Co-shared genetics and possible risk gene pathway partially explain the comorbidity of schizophrenia, major depressive disorder, type 2 diabetes, and metabolic syndrome. Am J Med Genet B Neuropsychiatr Genet. 2019;180(3):186-203.
44. Potter T, Vieira R, De Roos B. Perspective: Application of N-of-1 Methods in Personalized Nutrition Research. Adv Nutr. 2021;12(3):579-89.

Capítulo **8**

O impacto dos transtornos mentais no comportamento alimentar

Roberta Carbonari Muzy
Ana Paula Lopes Carvalho

INTRODUÇÃO

Ainda que o foco principal deste livro seja mostrar como a nutrição pode impactar a saúde mental, é importante elucidarmos o fato de que a própria patologia tende a alterar o comportamento alimentar, afinal nos alimentamos por meio de escolhas, que por sua vez são, em boa parte, ditadas pelo nosso humor, nossa capacidade de avaliar e de decidir, conjunto de capacidades em maior ou menor grau prejudicadas nos casos de problemas psicológicos. Além disso, o comportamento alimentar pode se modificar frente às alterações metabólicas e ao próprio tratamento medicamentoso.

Não temos ainda uma quantidade substancial de estudos sobre cada um dos diagnósticos psiquiátricos que abordamos neste livro, portanto trouxemos neste capítulo a relação entre apenas alguns dos transtornos mentais – aqueles com maior robustez de dados científicos – e o comportamento alimentar.

ANSIEDADE E COMPORTAMENTO ALIMENTAR

É experiência comum que situações de estresse e ansiedade podem mudar nossa relação com a comida. Dependendo da intensidade, duração e individualidade, podemos perder o apetite e comer menos do que o usual, assim como podemos ter um aumento do apetite ou vontade exagerada de consumir certos tipos de alimentos. Uma pesquisa sobre o tema identificou que entre 35% e 60% das pessoas, ao se sentirem estressadas, aumentam a ingestão, dando preferência por alimentos contendo quantidades elevadas de açúcar, carboidratos e gordura; enquanto 25% a 40% tendem a comer menos nessas situações[1]. O consumo desses alimentos está associado a uma sensação momentânea de alívio da ansiedade e do estresse; assim, nesse contexto, alimentos altamente calóricos e palatáveis, com maiores quantidades de açúcar e/ou gordura, são chamados de "comidas de conforto", e estudos indicam que podem até mesmo reduzir os níveis de cortisol plasmático[2-4].

No entanto, a influência do estresse no comportamento alimentar depende, em grande medida, do tipo e/ou da cronicidade de sua manifestação. Enquanto a redução generalizada da ingestão ocorre frente a ameaças iminentes, intensas e agudas (como uma agressão física), o estresse crônico (como trabalhar em um ambiente estressante) está relacionado ao aumento do consumo de alimentos mais calóricos. Esses dados ajudam na identificação dos mecanismos mantenedores entre a ansiedade e o comportamento alimentar e, consequentemente, de possíveis estratégias interventivas para a modificação dos assim chamados padrões alimentares disfuncionais[1,5].

A redução da quantidade de alimento ingerida em situações de estresse intenso agudo tem uma relação direta com as reações fisiológicas desencadeadas pelo estresse. Nessas situações, os recursos fisiológicos são recrutados para facilitar comportamentos de luta ou fuga, e atividades relacionadas a outras demandas do organismo ficam suspensas até que a ameaça termine. Entre essas alterações fisiológicas, está a perda de apetite[1,5].

Por outro lado, quando o comportamento alimentar ocorre como resposta a um estado emocional crônico (como transtorno de ansiedade), ele é chamado de alimentação (ou comer) emocional[5]. Os efeitos atenuadores do estresse emocional crônico obtidos pelo aumento da ingestão de comidas de conforto sugerem haver uma relação funcional entre o desconforto subjetivo, o ato de comer, e o efeito reconfortante; este último é o reforço para o comer motivado pela experiência de estresse, facilitando o desenvolvimento de um padrão alimentar compulsivo. A alimentação emocional costuma direcionar-se às comidas de conforto e ocorre como estratégia de tentativa de regulação emocional que tende a ser efetiva no curto prazo, por isso se mantém. Entretanto, trata-se de uma estratégia alimentar desadaptativa, não eficaz para o que se propõe em médio e longo prazo e comumente acompanhada de culpa ou vergonha depois do episódio.

Na ausência de estratégias alternativas eficazes de regulação emocional, isso pode levar a um ciclo vicioso, aumentando gradualmente a intensidade e frequência[6]. Com efeito, especialmente em casos de alexitimia (condição mental em que há dificuldade em reconhecer e expressar emoções), pouca consciência interoceptiva e repertório de regulação emocional insuficiente, as dietas restritivas podem ser desencadeadoras da alimentação emocional[7]. Esses dados sugerem que o tratamento da obesidade em pessoas que apresentam alimentação emocional elevada não deve focar em dietas restritivas, mas na aplicação de estratégias de regulação emocional[8].

A alimentação emocional é um dos padrões alimentares disfuncionais mais estudados atualmente[9]. A literatura aponta alguns componentes principais de intervenção desse comportamento alimentar, entre eles o "comer consciente" (*mindful eating*). A prática também está associada a uma imagem corporal mais positiva, além de uma melhor saúde emocional[10]. O *mindful eating* é definido como "a consciência não julgadora das sensações físicas e emocionais enquanto come ou está em um ambiente relacionado à comida"[10] e engloba características como prestar atenção nos sabores, texturas e outras características do alimento enquanto come, manter o foco da atenção no ato de comer e não realizar outras tarefas enquanto come.

Alterações nos padrões alimentares, como a alimentação emocional e a tendência de ingerir excesso de calorias, não acontecem apenas em transtornos de ansiedade; pacientes com bipolaridade, esquizofrenia e transtorno do déficit de atenção com hiperatividade (TDAH) tendem a consumir mais calorias, mesmo quando tratados[11,12].

TDAH E COMPORTAMENTO ALIMENTAR

Existe uma associação conhecida de TDAH e piora de qualidade alimentar. Estudos apontam, de forma consistente, que crianças com TDAH apresentam menor adesão ao consumo de frutas, verduras e legumes e tendem a apresentar um padrão alimentar ocidental, com maior quantidade de alimentos industrializados e excesso de gorduras e açúcares, além de um padrão de pular o café da manhã[12].

Os distúrbios do sono são extremamente comuns, ocorrendo em 25-55% das crianças com TDAH[13] e têm sido associados a desregulação de neurotransmissores, especialmente dopamina e noradrenalina, podendo impactar negativamente a qualidade de vida da criança e da família. Sintomas como hiperatividade levam a menor qualidade do sono; por outro lado, um sono interrompido também prejudica a atenção diurna, sobrepondo-se aos sintomas do TDAH[14,15]. Os sintomas de TDAH e distúrbios do sono têm correlações neurais comuns, destacando a necessidade de desenvolver abordagens de tratamento multidisciplinar[15], uma vez que o comportamento alimentar é mediado também pelo sono e ciclo circadiano. O padrão observado no TDAH de pular o café da manhã, preferir lanches a frutas, verduras e legumes, aumentar a ingestão de açúcares e gorduras saturadas é igualmente verificado na restrição e privação de sono, mesmo sem a presença do transtorno, em diversos estudos, ficando clara a necessidade de intervenção em pilares que estão além da alimentação, mas que impactam diretamente e de forma causal o padrão alimentar[16-18].

É possível que o consumo de alimentos não saudáveis seja, portanto, uma consequência, e não um determinante do TDAH, pois alguns tipos de alimentos, principalmente aqueles com alto teor de açúcar, são ativadores do sistema de recompensa. Estudos anteriores mostraram uma maior prevalência de compulsão alimentar em indivíduos com TDAH[19], o que pode ser responsável, pelo menos em parte, pelo maior consumo de alimentos de alto valor calórico e baixa qualidade nutricional[20].

Os hábitos alimentares seletivos e pouco saudáveis, sendo causa ou consequência da doença, estão presentes de forma mais expressiva em indivíduos com TDAH do que em seus controles pareados. Dado o reconhecimento científico amplamente embasado dos benefícios de uma alimentação adequada para a saúde metabólica, pacientes com TDAH representam um grupo vulnerável que precisa ser acompanhado. Em um estudo transversal (n = 120), a menor adesão à dieta mediterrânea foi associada significativamente ao diagnóstico de TDAH, mesmo após o ajuste para possíveis fatores de confusão. Além disso, os indivíduos com TDAH, comparados aos controles, comeram em restaurantes de *fast food*, pularam o café da manhã com mais frequência e tiveram maior consumo de açúcar, doce e refrigerante. Os achados apoiam uma intervenção que envolva uma melhoria do padrão dietético como um todo, e não apenas de "nutrientes específicos"[12].

TRANSTORNO DO ESPECTRO AUTISTA E COMPORTAMENTO ALIMENTAR

Os transtornos alimentares são bastante presentes na população diagnosticada com transtorno do espectro autista (TEA). Alguns estudos apontam que, durante a infância, 25% das crianças neurotípicas apresentam algum problema alimentar significativo; esse número, porém, aumenta para 80% quando se observa o comportamento alimentar de crianças com desenvolvimento neuroatípico, caso do TEA[21].

Essas alterações em relação aos hábitos alimentares se manifestam por uma variedade de sinais que incluem preferência por certas texturas de comida, dieta limitada a apenas um tipo de cor dos alimentos, consumo dos mesmos alimentos todos os dias sem nenhuma variação, limitação do ambiente em que a refeição ocorre, períodos prolongados de jejum, entre outros[22]. Entre as alterações do comportamento alimentar detectadas no TEA, a seletividade alimentar é a de mais alta prevalência – a maioria das pessoas diagnosticadas com TEA apresenta também diagnóstico de transtorno alimentar restritivo evitativo (TARE). Como esses pacientes têm comportamentos restritivos, seletivos e ritualísticos, essas variações tendem a resultar em desinteresse e recusa a determinados alimentos. Como resultado, alimentam-se com uma dieta muito restrita, afetando principalmente a ingestão de micronutrientes, como vitaminas e minerais.

Ainda não existe um protocolo estabelecido para tratamento do TARE. O que vem sendo praticado é uma abordagem multidisciplinar, com avaliação do nutricionista, psiquiatra, psicólogo e pediatra. Assim, o comportamento alimentar no TEA merece atenção redobrada, já que pode interferir diretamente no quadro nutricional da criança, causando impacto no crescimento, desenvolvimento e qualidade de vida. Portanto, conhecer as principais alterações do comportamento alimentar é de extrema importância para garantir uma abordagem completa, segura e adequada a cada paciente, bem como monitorar a carência de micronutrientes e, havendo necessidade, intervir com suplementos alimentares que supram essas necessidades[23].

DEPRESSÃO E COMPORTAMENTO ALIMENTAR

Assim como os transtornos já citados, em casos de depressão, uma piora nas escolhas alimentares também pode ser motivada pelos sintomas da própria patologia. Evidências sugerem que pacientes com depressão são mais propensos a consumir alimentos ricos em gordura e açúcar e menos frutas e vegetais[24], porém o que queremos trazer agora é que isso pode se modificar com o tempo.

Para finalizar essa temática, apresentamos um contraponto interessante em relação aos dados apresentados até aqui. Uma pesquisa publicada em 2015 no *Journal of Affective Disorders*[25] apontou que, em longo prazo, pessoas diagnosticadas com depressão tendem a melhorar o padrão alimentar, contrariando a hipótese de que um histórico de depressão estaria associado a uma pior qualidade da dieta em um momento posterior e sugerindo que a causalidade reversa não é necessariamente a explicação para as relações comumente observadas entre qualidade da dieta em longo prazo e depressão em adultos. De fato, embora uma depressão atual esteja associada a hábitos alimentares mais precários, um histórico de depressão pode levar a comportamentos alimentares mais saudáveis em longo prazo.

Essas descobertas sugerem que os indivíduos, após maior conscientização da própria condição, podem buscar mais ativamente melhorar suas escolhas alimentares, talvez na tentativa de melhora de sintomas residuais ou na prevenção de futuros episódios depressivos. Ou seja, em curto prazo, os transtornos mentais estão claramente associados a padrões alimentares menos saudáveis, no entanto, no caso da depressão, esse estudo mostra que, em longo prazo, há uma mudança nessa tendência. No momento não temos estudos que mostrem essa mesma associação em outras doenças psiquiátricas, mas é plausível que também possa ocorrer, já que o paciente, ao notar a relação entre a dieta e sua condição, pode se sentir estimulado a efetuar mudanças positivas na dieta para aumentar o seu bem-estar ou prevenir pioras no quadro. Podemos extrair uma lição valiosa desse estudo: os pacientes podem não ser tão resistentes a uma mudança na dieta quanto muitos profissionais pensam, reforçando que médicos devem defender a melhoria da dieta para seus pacientes e não devem ser pessimistas sobre a probabilidade de adesão a tais recomendações.

Como destacamos em todo o livro, o comportamento alimentar e as pesquisas sobre causalidade em nutrição são complexas e demandam que pesquisadores e clínicos saibam que, na prática clínica, temos de considerar múltiplos fatores antes de elaborar o plano terapêutico do paciente.

REFERÊNCIAS BIBLIOGRÁFICAS

1. LeDoux JE. Anxious: Using the Brain to Understand and Treat Fear and Anxiety. Nova Iorque: Viking; 2015.
2. Suchecki D, Antunes J, Tufik S. Palatable solutions during paradoxical sleep deprivation: reduction of hypothalamic-pituitary-adrenal axis activity and lack of effect on energy imbalance. J Neuroendocrinol. 2003;15(9):815-821.

3. Ortolani D, Garcia MC, Melo-Thomas L, Spadari-Bratfisch RC. Stress-induced endocrine response and anxiety: the effects of comfort food in rats. Stress. 2014;17(3):211-8.
4. Tomiyama AJ, Dallman MF, Epel ES. Comfort food is comforting to those most stressed: evidence of the chronic stress response network in high stress women. Psychoneuroendocrinology. 2011;36(10):1513-9.
5. Antony MM, Barlow DH. Emotion theory as a framework for explaining panic attacks and panic disorder. In: Rapee RM, editor. Current controversies in the anxiety disorders. Nova Iorque: Guilford; 1996. p. 55-76.
6. Evers C, Dingemans A, Junghans AF, Boevé A. Feeling bad or feeling good, does emotion affect your consumption of food? A meta-analysis of the experimental evidence. Neurosci Biobehav Rev. 2018;92:195-208.
7. Zysberg L. Emotional intelligence, anxiety, and emotional eating: A deeper insight into a recently reported association? Eat Behav. 2018;29:128-31.
8. Bruce L, Ricciardelli L. A systematic review of the psychosocial correlates of intuitive eating among adult women. Appetite. 2016;96:454-72.
9. Kerin JL, Webb HJ, Zimmer-Gembeck MJ. Intuitive, mindful, emotional, external and regulatory eating behaviours and beliefs: An investigation of the core components. Appetite. 2019;132:139-46.
10. Framson C, Kristal AR, Schenk JM, Littman AJ, Zeliadt S, Benitez D. Development and validation of the mindful eating questionnaire. J Am Diet Assoc. 2009.;109(8):1439-44.
11. Teasdale SB, Ward PB, Samaras K, Firth J, Stubbs B, Tripodi E, et al. Dietary intake of people with severe mental illness: systematic review and meta-analysis. Br J Psychiatry. 2019;214(5):251-9.
12. Rios-Hernandez A, Alda JA, Farran-Codina A, Ferreira-Garcia E, Izquierdo-Pulido M. The mediterranean diet and ADHD in children and adolescents. Pediatrics. 2017;139(2):1-11.
13. Lunsford-Avery JR, Krystal AD, Kollins SH. Sleep disturbances in adolescents with ADHD: A systematic review and framework for future research. Clin Psychol Rev. 2016;50(3):159-74.
14. Hvolby A. Associations of sleep disturbance with ADHD: implications for treatment. ADHD Atten Deficit Hyperact Disord. 2015;7(1):1-18.
15. Shen C, Luo Q, Chamberlain SR, Morgan S, Romero-Garcia R, Du J, et al. What is the link between attention-deficit/hyperactivity disorder and sleep disturbance? A multimodal examination of longitudinal relationships and brain structure using large-scale population-based cohorts. Biol Psychiatry. 2020;88(6):459-69.
16. Beebe DW, Simon S, Summer S, Hemmer S, Strotman D, Dolan LM. Dietary intake following experimentally restricted sleep in adolescents. Sleep. 2013;36(6):827-34.
17. Benedict C, Brooks SJ, O'Daly OG, Almèn MS, Morell A, Åberg K, et al. Acute sleep deprivation enhances the brain's response to hedonic food stimuli: An fMRI study. J Clin Endocrinol Metab. 2012;97(3):443-7.
18. Nakajima K. Unhealthy eating habits around sleep and sleep duration: to eat or fast? World J Diabetes. 2018;9(11):190-4.
19. Seitz J, Kahraman-Lanzerath B, Legenbauer T, Sarrar L, Herpertz S, Salbach-Andrae H, et al. The role of impulsivity, inattention and comorbid ADHD in patients with bulimia nervosa. PLoS One. 2013;8(5):e63891.
20. Del-Ponte B, Quinte GC, Cruz S, Grellert M, Santos IS. Dietary patterns and attention deficit/hyperactivity disorder (ADHD): A systematic review and meta-analysis. J Affect Disord. 2019;252:160-73.

21. Lázaro CP. Construção de escala para avaliar o comportamento alimentar de indivíduos com Transtorno do Espectro do Autismo (TEA). 142 f. Tese (Doutorado em Medicina e Saúde Humana) – Escola Bahiana de Medicina e Saúde Pública, Salvador, 2016.
22. Murray HB, Thomas JJ, Hinz A, Munsch S, Hilbert A. Prevalence in primary school youth of pica and rumination behavior: The understudied feeding disorders. Int J Eat Disord. 2018;51(8):994-8.
23. Grillo E, da Silva RJ. Manifestações precoces dos transtornos do comportamento na criança e no adolescente. J Pediatr. 2004.
24. Payne ME, Steck SE, George RR, Steffens DC. Fruit, vegetable, and antioxidant intakes are lower in older adults with depression. J Acad Nutr Diet. 2012;112(12):2022-7.
25. Jacka FN, Cherbuin N, Anstey KJ, Butterworth P. Does reverse causality explain the relationship between diet and depression?. J Affect Disord. 2015;175:248-50.

Capítulo 9

Suplementos e evidências na Psiquiatria Nutricional

Clara Ferreira de Souza Pereira
Isabela Bozza Mc Donnell Matheus
Roberta Carbonari Muzy

INTRODUÇÃO

Na última década, houve um aumento de estudos investigando as relações entre padrões alimentares e saúde mental. Por exemplo, muitos estudos transversais e longitudinais demonstraram um efeito protetor da dieta do padrão mediterrâneo em desfechos psiquiátricos, como redução de sintomas depressivos[1]. Nesse contexto, surge também o interesse em investigar quais componentes desse tipo de alimentação são os principais responsáveis por esses achados e se a suplementação desses compostos de forma isolada poderia intensificar os resultados benéficos encontrados. Muitos suplementos têm sido estudados, alguns já possuem recomendações de prescrição mais estabelecidas, enquanto outros ainda precisam passar por estudos clínicos com metodologia mais robusta para garantir segurança e efetividade. A seguir, descreveremos quais são esses suplementos, as evidências disponíveis e em que situações clínicas eles podem ser aplicados.

PROBIÓTICOS

Como já vimos nos capítulos anteriores, uma das vias mais importantes dentro do campo da Psiquiatria Nutricional é o eixo intestino-cérebro; por isso, um dos alvos mais importantes de qualquer tratamento é o equilíbrio do ambiente intestinal[2,3].

As bactérias intestinais contribuem para essa interação de muitas formas, por exemplo, influenciando a disponibilidade de triptofano. O triptofano é um nutriente obtido através da alimentação e serve como substrato para a síntese de serotonina, que no cérebro atua como neurotransmissor importante na regulação do humor. No intestino, células enterocromafins e algumas bactérias intestinais também são capazes de sintetizar serotonina a partir do triptofano, mas essa serotonina produzida no intestino não é capaz de atravessar a barreira hematoencefálica e atuar como neurotransmissor no sistema nervoso central. A microbiota intestinal também pode utilizar o triptofano em outras vias, como a das quinureninas, gerando componentes neuroativos. Dessa forma, a depender da composição da microbiota, o triptofano proveniente da dieta pode ser utilizado pelas bactérias intestinais, reduzindo a sua disponibilidade para o sistema nervoso central[2]. Outras vias pelas quais a microbiota intestinal pode influenciar o desenvolvimento e a atividade do tecido cerebral incluem a regulação da liberação de peptídeos intestinais e de metabólitos bacterianos, como ácidos graxos de cadeia curta, lipopolissacarídeos (LPS) e glutamato, capazes de atravessar a parede celular intestinal e afetar diretamente o sistema nervoso central[4].

Nesse contexto, muitos grupos de pesquisa se dedicaram a estudar o impacto da administração oral de probióticos em desordens psiquiátricas, como abordado no capítulo 6. Além dos estudos em roedores e culturas de células, que trazem informações relevantes sobre as vias de atuação dos probióticos, muitos outros estudos com seres humanos também foram conduzidos para avaliar o real impacto clínico da suplementação de probióticos, bem como investigar a segurança e tolerância da intervenção. Ressaltamos que os estudos em humanos, principalmente os ensaios clínicos randomizados, são necessários para que recomendações clínicas sejam estabelecidas e o uso de qualquer suplementação seja recomendado no mundo real, para além das barreiras dos laboratórios de pesquisa.

Devido ao incontável número de cepas probióticas disponíveis e às diferentes funções que podem ter, foi criado um nome específico para diferenciar aquelas bactérias que poderiam exercer algum impacto no eixo intestino-cérebro: os chamados psicobióticos. O termo "psicobióticos" refere-se às cepas probióticas capazes de modular a microbiota gerando um impacto positivo para o cérebro e funções neurológicas; as mais comuns pertencem às famílias *Lactobacilli, Streptococci, Bifidobacteria, Escherichia* e *Enterococci*[5].

Além dos estudos já mencionados em capítulos anteriores, um estudo clínico avaliou se a administração de probióticos é capaz de prevenir reinternações psiquiátricas. Para isso, 66 pacientes que receberam alta da hospitalização por um quadro de mania foram separados em dois grupos: um recebeu probióticos e o outro placebo (os dois grupos receberam a medicação psiquiátrica). Houve um total de 24 reinternações no grupo placebo e 8 reinternações no grupo probiótico (P = 0,009). A administração dos probióticos também foi associada à redução significativa no tempo de todas as reinternações psiquiátricas (P = 0,007). O efeito do tratamento com probióticos foi ainda mais significativo em indivíduos com níveis elevados de inflamação sistêmica no início do estudo[6].

Uma metanálise avaliou o uso de probióticos em pacientes depressivos. Os pesquisadores concluíram que os ensaios clínicos randomizados analisados apresentaram alta qualidade, baixo risco de viés e baixa heterogeneidade entre os subgrupos, o que caracteriza boa confiabilidade científica. Nesse trabalho, foi observado que o uso de probióticos levou à melhora significativa dos sintomas depressivos em pacientes com transtorno depressivo maior. Verificou-se também que a combinação de diversas cepas foi mais eficaz que cepas isoladas. Apesar da heterogeneidade entre as cepas utilizadas, as mais utilizadas nos artigos com efeitos positivos foram *L. acidophilus*, *L. casei* e *B. longum*[7].

ÔMEGA-3

Devido às suas propriedades anti-inflamatórias, os ácidos graxos ômega-3 têm sido extensamente estudados como suplemento para diversas doenças que possuem caráter inflamatório, o que inclui as desordens psiquiátricas. O ômega-3 é classificado como ácido graxo essencial – isso significa que ele precisa ser obtido através da alimentação ou suplementação, uma vez que nosso organismo não é capaz de produzi-lo. Podemos encontrar ômega-3 nos alimentos nas suas três principais formas: ácido alfa-linolênico (ALA), ácido eicosapentaenoico (EPA) e ácido docosaexaenoico (DHA). A principais fontes de EPA e DHA são peixes de águas profundas (arenque, salmão, sardinha e atum) e algas. Em alguns alimentos vegetais, como na chia e linhaça, encontramos o ALA. Nosso corpo é capaz de converter o ALA nas formas de EPA e DHA, que exercem funções importantes, como controle de inflamação e composição da bainha de mielina do cérebro. No entanto, o percentual de conversão de ALA em DHA é pequeno, e pode ser recomendada a suplementação do DHA pré-formado em situações em que a demanda é aumentada, como na gravidez[8,9].

Em 2014, uma metanálise de ensaios clínicos publicada na revista *PLoS One* avaliou a suplementação de EPA e DHA na melhoria de sintomas depressivos. A suplementação de ômega-3, comparada ao placebo, foi associada à melhora dos sintomas clínicos tanto em pacientes com diagnóstico de depressão maior de acordo com os critérios descritos pelo DSM-5 (Manual Diagnóstico e Estatístico de Transtornos Mentais) quanto nos que tinham sintomas, mas não diagnóstico estabelecido. Os resultados foram mais significativos com formulações com maior teor de EPA, provavelmente devido a maior capacidade anti-inflamatória dessa forma de ômega-3, que atua na redução de citocinas pró-inflamatórias, como TNF-alfa e interleucina 6 (IL-6) através da inibição do sistema NF-kB. Esses achados corroboram a hipótese de que a inflamação está ligada à fisiopatologia de doenças psiquiátricas, elucidando a importância de estratégias alimentares anti-inflamatórias para a sua prevenção e controle[10].

Outra metanálise de ensaios clínicos randomizados duplo-cegos controlados por placebo, publicada em 2019, também avaliou o efeito do ômega-3 nos quadros de depressão. Os resultados obtidos dessa análise mostraram que as formulações de EPA-puro (100% EPA) e de EPA como componente principal do suplemento (EPA ≥ 60% dos ácidos graxos) foram clinicamente benéficas em pacientes com transtorno depressivo. Não foi encontrado benefício adicional em doses superiores a 1 g/dia, o que sugere que doses dietéticas de EPA talvez sejam suficientes para efeitos terapêuticos. Vale ressaltar que um dos estudos analisados demonstrou que altas dosagens de EPA podem prejudicar a atividade de enzimas importantes no metabolismo de medicamentos antidepressivos. A metanálise concluiu que a ingestão de EPA em uma proporção ≥ 60% e uma dosagem de 720 a 1.000 mg/dia pode ser eficaz na melhora da depressão. Além disso, semelhante ao estudo citado, as formulações compostas somente por DHA não obtiveram melhora significativa[11].

Uma outra metanálise com estudos clínicos randomizados, dessa vez avaliando a suplementação também em desordens psiquiátricas, identificou um resultado positivo da suplementação de ácidos graxos poli-insaturados, principalmente EPA, como tratamento complementar para a depressão. Algumas evidências mais recentes sugeriram que a suplementação desse nutriente também pode ser benéfica a pacientes com transtorno de déficit de atenção e hiperatividade, apesar da limitação metodológica, e nenhuma evidência foi encontrada para melhorias no tratamento da esquizofrenia[9].

O DHA é um importante componente estrutural dos fosfolipídios da membrana neural e da bainha de mielina que isola os axônios. Visto que esses ácidos graxos se acumulam no cérebro a partir do terceiro trimestre de gestação e a composição na membrana depende principalmente dessa ingestão materna, a suplementação de DHA é amplamente recomendada durante a gravidez. No entanto, em humanos, ainda não é possível estabelecer se essa suplementação poderia trazer algum efeito preventivo para o transtorno do espectro autista (TEA)[12].

Nos últimos anos, pesquisadores da área também estão cada vez mais estudando a relação do impacto dos ácidos graxos ômega-3 na cognição e no transtorno bipolar. Um estudo publicado em 2020 avaliou por 12 semanas, de forma controlada, 31 indivíduos diagnosticados com transtorno bipolar. Durante o estudo, os participantes foram submetidos à suplementação de DHA, em uma dose de 1.250 mg/dia *versus* placebo (óleo de milho). Não houve diferença significativa entre os grupos em todos os testes neuropsicológicos, exceto no teste de inibição de emoção, no qual o grupo que recebeu a intervenção obteve uma melhoria significativa no desempenho cognitivo[13].

Em 2021, outro estudo controlado avaliou a eficácia de ômega-3 no cuidado profilático de pacientes com bipolaridade (tipo I e tipo II). Durante 52 semanas, 80 irlandeses foram randomizados em dois grupos. O grupo intervenção (n = 40) recebeu uma formulação que consistia em 1 g de EPA e 1 g de DHA com o adicional de vitamina D e de vitamina E. Já o grupo controle (n = 40) recebeu uma formulação apenas com as vitaminas adicionais. Não houve diferenças significativas no número e tempo de recaídas de episódios de alteração de humor, no número de indivíduos que necessitaram de internação hospitalar ou ajuste de medicação. Por outro lado, houve uma mudança modesta na escala que avalia episódios de mania ao longo de 12 meses no grupo que recebeu ômega-3 em comparação ao controle. Portanto, apesar de uma pequena redução nos escores de hipomania, os resultados são bastante modestos, e mais estudos ainda precisam ser realizados para que alguma recomendação seja realizada[14].

TRIPTOFANO/5-HTP

Como mencionado anteriormente neste capítulo, o triptofano é um aminoácido essencial que pode ser obtido através da dieta, necessário para a síntese de serotonina. Uma vez absorvido pelo intestino, o triptofano pode atravessar a barreira hematoencefálica e participar da síntese de serotonina no cérebro. No entanto, a conversão de triptofano em serotonina também pode ocorrer já no intestino pelas células enterocromafins ou pela microbiota. A serotonina já formada é incapaz de atravessar a barreira hematoencefálica, sendo assim, quando produzida no intestino, não atua como neurotransmissor no sistema nervoso central.

O triptofano também pode ser desviado para a via da quinurenina, principalmente em casos de inflamação crônica, devido à ativação de algumas enzimas, como a IDO (indolamina 2,3-dioxigenase). Portanto, a disponibilidade de triptofano para formar serotonina é fortemente influenciada pela microbiota intestinal e pelo estado inflamatório do indivíduo[2]. Dessa forma, a suplementação de triptofano com o objetivo de aumentar a serotonina no cérebro e, assim, ter um possível benefício para a melhora de humor encontra uma grande barreira. Ainda não é possível determinar se o triptofano suplementado será direcionado para a síntese de serotonina no cérebro ou desviado para outras vias, que podem gerar inclusive compostos neurotóxicos[15].

Foi então especulado se o 5-HTP, uma molécula intermediária entre a conversão do triptofano em serotonina, poderia ter melhores resultados. O triptofano é convertido em 5-HTP através da enzima triptofano hidroxilase, e o 5-HTP é convertido em serotonina através da enzima L-aminoácido descarboxilase. O 5-HTP é mais usado como suplemento para aumentar os níveis de serotonina, pois, como vimos, o triptofano pode ser desviado para outras vias, enquanto o 5-HTP tem como único destino a síntese de serotonina e atravessa facilmente a barreira hematoencefálica. Apesar do benefício teórico, não existe ainda comprovação da efetividade da suplementação de triptofano nem do 5-HTP na depressão, principalmente como monoterapia.

Uma revisão sistemática com metanálise avaliou a eficiência dessas duas suplementações na depressão. Apesar de terem sido localizados 108 estudos, apenas 2 estudos, um de 5-HTP e um de L-triptofano, com um total de 64 pacientes, preencheram critérios de qualidade suficientes para serem incluídos nas análises. A avaliação conjunta desses estudos sugere que o 5-HTP e o L-triptofano são melhores que o placebo no alívio da depressão, mas a evidência é extremamente limitada. Individualmente, os estudos não mostram benefício, e a análise conjunta enfrenta uma limitação clara ao agrupar suplementos diferentes. Além disso, destaca-se que um grande conjunto de evidências (108 estudos) foi submetido a critérios muito básicos para avaliar a confiabilidade e validade e, mesmo assim, foram considerados de baixa qualidade. Portanto, o pequeno tamanho dos estudos e o grande número de estudos inadmissíveis e mal executados colocam em dúvida o resultado devido aos potenciais vieses de publicação[16].

Se, por um lado, a redução da serotonina pode influenciar diversas doenças, incluindo a depressão, o seu excesso também é prejudicial. A hiperatividade serotoninérgica induzida por medicamentos antidepressivos causa uma condição chamada de síndrome da serotonina, caracterizada por humor alterado, disfunção autonômica e anormalidades neuromusculares. Em situações extremas, a síndrome da serotonina pode eventualmente resultar em morte; doses muito elevadas, de 100-200 mg/kg de peso corporal, foram associadas à síndrome serotoninérgica em animais de laboratório. Com dosagens normais de 5-HTP (normalmente em torno de 300 mg/dia), efeitos colaterais e a síndrome da serotonina não foram observados em humanos, mesmo com a coingestão de antidepressivos. No entanto, apesar de ser improvável um efeito colateral grave utilizando doses usuais, devido ao número limitadíssimo de estudos, sugere-se que esses resultados sejam vistos como preliminares e mais trabalhos são necessários para fazer qualquer recomendação[17,18].

FOLATO – VITAMINA B9

Os suplementos à base de folato têm sido amplamente pesquisados como tratamentos adjuvantes para a depressão e esquizofrenia, com efeitos positivos observados em ensaios clínicos randomizados. A vitamina B9, também conhecida como "folato" na sua forma dietética, pode ser administrada como suplemento de diferentes formas, sendo as mais utilizadas o ácido fólico e a forma ativa, o metilfolato.

Os efeitos da vitamina B9 devem-se principalmente ao seu papel no metabolismo de um carbono, transportando e doando unidades de um carbono necessárias para diversos processos, como síntese e reparo de ácidos nucleicos (DNA e RNA), conversão de homocisteína em metionina (atuando junto com a vitamina B12) e divisão celular. Durante a gravidez, por exemplo, está muito bem estabelecido que o folato é essencial para dar suporte ao rápido crescimento fetal e prevenir defeitos de fechamento do tubo neural. Também está bem estabelecido que a suplementação de vitamina B9 pode reduzir os níveis de homocisteína, aumentando a sua conversão em metionina, posteriormente convertida em S-adenosilmetionina (SAMe). A SAMe, por sua vez, está envolvida na síntese de neurotransmissores, como serotonina e dopamina, e regula a expressão genética através da metilação do DNA[19].

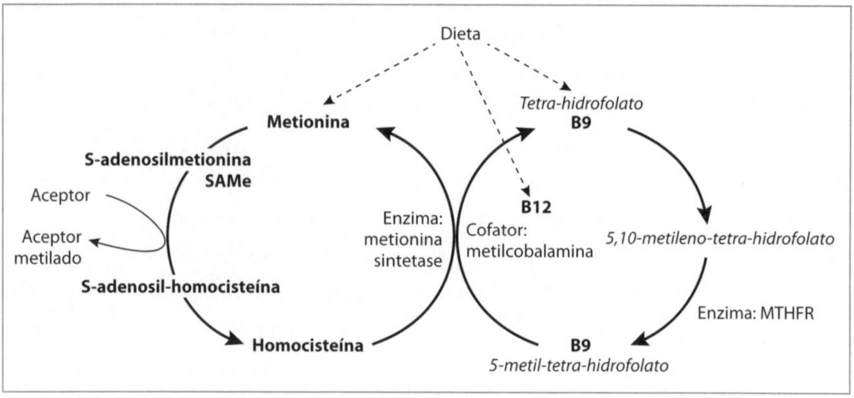

Figura 1

A suplementação de vitamina B9 foi avaliada como tratamento adjuvante ao uso de antidepressivos (inibidores seletivos de recaptação de serotonina) em 904 indivíduos com depressão unipolar (principalmente transtorno depressivo maior). Os suplementos à base de folato (incluindo ácido fólico e metilfolato, administrados em doses variadas) foram associados a reduções significativamente maiores nos sintomas depressivos em comparação com o placebo, embora tenha havido grande heterogeneidade (I2 = 79%) entre os estudos, o que limita a confiabilidade dos dados[20].

Uma metanálise de sete ensaios clínicos randomizados (N = 340) avaliou suplementos à base de folato como tratamento adjuvante para esquizofrenia. A vitamina B9 foi administrada como metilfolato (n = 2) ou ácido fólico (n = 5) e em combinação com B6 e B12 (n = 3). Nas análises gerais, os pequenos efeitos da vitamina B9 no total dos sintomas não foram estatisticamente significativos, e análises de subgrupos de estudos de alta qualidade confirmaram a ausência de efeitos sobre sintomas positivos, psicopatologia geral ou sintomas depressivos dos pacientes com esquizofrenia. Por outro lado, a suplementação reduziu os sintomas negativos da esquizofrenia comparado ao placebo, e esse efeito persistiu quando foram analisados ensaios clínicos de alta qualidade. Uma incidência significativamente menor de eventos adversos graves no grupo que recebeu a suplementação em comparação ao que recebeu placebo também foi observada durante o período de estudo[21].

Os efeitos positivos nessas metanálises foram impulsionados em grande parte por ensaios clínicos com metilfolato de alta dose (15 mg/dia), que é absorvido mesmo em casos de polimorfismo genético comuns para a metabolização de ácido fólico e atravessa com sucesso a barreira hematoencefálica.

Segundo a diretriz clínica para tratamento de desordens psiquiátricas da *World Federation of Societies of Biological Psychiatry* (WFSBP) e da *Canadian Network for Mood and Anxiety Treatments (CANMAT) Taskforce*, o metilfolato pode ser recomendado nos quadros de depressão e para reduzir sintomas negativos na esquizofrenia, considerado nível A de evidência, uma vez que seu uso é suportado por metanálise e a força da recomendação é classificada em "Recomendada provisoriamente", já que a metodologia dos estudos ainda é frágil[22].

Concluímos que, devido aos efeitos benéficos (ainda que modestos e com limitações metodológicas) e à falta de possíveis efeitos adversos, a suplementação de metilfolato pode ser considerada. Como a avaliação laboratorial dos níveis de ácido fólico no sangue é simples e eficiente, recomendamos que o exame seja feito para que a necessidade e dosagem de suplementação sejam estabelecidas.

N-ACETILCISTEÍNA

A N-acetilcisteína (NAC) é precursora do aminoácido L-cisteína que, por sua vez, é convertido em um potente antioxidante para nosso organismo, a glutationa. Visto que a L-cisteína livre é altamente instável, podendo ser facilmente oxidada, e a glutationa é absorvida rapidamente no trato gastrintestinal e por isso sua biodisponibilidade é reduzida, a suplementação de NAC parece ser a opção mais segura para aumentar os níveis de glutationa e melhorar a função antioxidante[9]. Além disso, há uma hipótese de que o NAC ultrapasse a barreira hematoencefálica, podendo alterar de forma direta a neurotransmissão do glutamato e, de forma indireta, da dopamina[23].

Já se sabe que muitas condições psiquiátricas estão relacionadas a uma desregulação dos níveis de glutamato, aminoácido muito abundante no sistema nervoso central, e dopamina. Além disso, essas condições também podem estar associadas ao aumento do estresse oxidativo no cérebro e, por esses motivos, a suplementação de NAC vem sendo cada vez mais evidenciada na área de pesquisa dos transtornos mentais[24].

Em 2019, uma metanálise publicada na *World Psychiatry* mostrou que uma dosagem de 2 a 3 g/dia de NAC reduziu significativamente ($p = 0{,}001$) sintomas depressivos. Além disso, também foram observados benefícios adicionais, na mesma dosagem, para o tratamento de esquizofrenia, em pacientes com transtorno obsessivo-compulsivo (TOC) e transtorno bipolar. Esses benefícios provavelmente estão relacionados a diminuição do estresse oxidativo e da disfunção glutaminérgica. Embora as evidências tenham sido significativas nos sintomas gerais dessas condições psiquiátricas, é válido ressaltar que existiu uma heterogeneidade substancial entre os estudos analisados[9].

Um dos primeiros estudos randomizados controlado por placebo que avaliou a suplementação de NAC na esquizofrenia foi realizado em 2008. Nesse estudo, os pesquisadores submeteram os participantes, por 24 semanas, à suplementação de 2.000 mg/dia, e foi observado que a ingestão de NAC melhorou os sintomas depressivos em comparação ao placebo, além de ter havido melhoria nas pontuações da PANSS[25]. Uma outra intervenção de 8 semanas, com suplementação de 2.000 mg/dia de NAC em pacientes com esquizofrenia, também resultou na melhoria das subescalas negativa e total da PANSS[26]. Em relação ao TEA, em 2020 uma metanálise demostrou que a suplementação de NAC pode aliviar sintomas de hiperatividade e irritabilidade, além de demonstrar melhoria na pontuação na escala de responsividade social[27].

Um estudo clínico randomizado avaliou os benefícios da suplementação de NAC em crianças, de 4 a 12 anos, que atendessem aos critérios de TEA designados pelo DSM-5 e tivessem uma pontuação superior a 12 na subescala de irritabilidade da escala ABC-C (ferramenta para observar comportamentos específicos em crianças com suspeita de TEA). Os participantes foram separados em dois grupos, sendo que o primeiro grupo recebeu como intervenção o medicamento risperidona, cuja dose variava de acordo com a idade e peso da criança (1-2 mg/dia), com adicional de NAC (600-900 mg/dia). O segundo grupo recebeu a risperidona e placebo. Foi observada diminuição significativa na subescala de irritabilidade e hiperatividade dos pacientes que receberam NAC em comparação com placebo logo no início do estudo, ressaltando que esse suplemento pode ser considerado uma adjuvante benéfica para o tratamento do espectro autista[28].

Levando em consideração os danos oxidativos em doenças neurodegenerativas, alguns compostos antioxidantes estão sendo estudados para doença de Parkinson e doença de Alzheimer. Como já citado, o NAC é precursor de glutationa, e isso pode ser relevante nessas patologias, visto que alguns benefícios já são citados em revisões nos últimos anos. Em estudos realizados em animais, foi demostrado que o NAC aumenta níveis de glutationa no cérebro, além de reduzir o dano oxidativo. Outro estudo mostrou que o uso de NAC pode favorecer o tratamento de pacientes com Alzheimer. No entanto, apesar de resultados promissores, para essas duas últimas patologias (Parkinson e Alzheimer), ensaios clínicos em humanos ainda precisam ser conduzidos para que qualquer recomendação seja feita[29,30].

ZINCO

O zinco é um nutriente que vem ganhando visibilidade nos últimos anos quando nos referimos à saúde mental. A deficiência de zinco na amígdala, no hipocampo e no córtex cerebral está possivelmente ligada à fisiopatologia da depressão. Além disso, já é visto em alguns estudos que a desregulação desse micronutriente no cérebro está presente em transtornos de humor, doença de Alzheimer e esquizofrenia[31].

Uma metanálise teve como objetivo avaliar o efeito da suplementação do zinco nos sintomas depressivos. A avaliação dos estudos mostrou que a suplementação reduziu os sintomas depressivos em pacientes que já tinham essa neuropatologia e não faziam uso de antidepressivos. Outros estudos de coorte analisados elucidaram que um nível maior de ingestão do zinco foi associado à redução de 28% no risco de depressão. No geral, essa análise evidenciou o benefício da suplementação de zinco em pacientes com sintomas de depressão[31].

Um ensaio clínico randomizado realizado com 400 crianças diagnosticadas com transtorno de déficit de atenção e hiperatividade (TDAH) teve como objetivo avaliar o efeito da suplementação de zinco. As crianças do grupo intervenção foram submetidas a um acompanhamento de 12 semanas com uma ingestão de 150 mg/dia de sulfato de zinco, enquanto o grupo controle recebeu placebo. A suplementação de zinco levou à redução de impulsividade, de sintomas de hiperatividade e do comprometimento na socialização. O tratamento foi mais efetivo em crianças que tinham baixos níveis séricos antes do estudo[32].

Em relação à esquizofrenia, os estudos apoiam a hipótese de que existe uma desregulação na homeostase do zinco em pacientes que possuem essa neuropatologia. Essa desregulação pode atuar em conjunto com a inflamação, neurodegeneração e disfunção de neurotransmissores – fatores que influenciam a esquizofrenia. Por esse motivo, a suplementação de zinco pode ser benéfica para esse grupo, mas mais estudos são necessários para avaliar se esse benefício ocorre de fato[33].

MAGNÉSIO

O magnésio é um dos minerais mais abundantes no corpo, atuando como eletrólito e cofator para centenas de enzimas. A relação entre o magnésio e doenças psiquiátricas tem sido estudada, uma vez que o magnésio está envolvido em diversos processos relacionados a fluidez da membrana, neuroplasticidade e inflamação cerebral[34].

Uma revisão sistemática com metanálise avaliou a literatura sobre os níveis sanguíneos, ingestão e suplementação de magnésio nos transtornos de humor. Os resultados mostraram que a adesão a uma dieta rica em magnésio foi negativamente associada à depressão em estudos transversais, mas não em estudos prospectivos, mostrando que parece não haver relação temporal entre as variáveis. Ou seja, provavelmente não é que uma baixa ingestão de magnésio leve a um quadro de depressão, mas sim que essas duas variáveis coexistam no tempo. Por exemplo, é provável que indivíduos com depressão façam piores escolhas alimentares e acabem ingerindo menos magnésio, sem uma relação de causa e efeito entre a ingestão de magnésio e os sintomas depressivos. Além disso, níveis de magnésio nos fluidos corporais foram, em média, mais elevados em indivíduos com transtornos de humor, mas apenas em doentes tratados com antidepressivos e/ou estabilizadores do humor, mostrando que essa alteração pode ser um impacto colateral ao medicamento, sem relação causal com o transtorno. Também não foi revelada associação evidente entre os níveis de magnésio e a gravidade dos sintomas. A suplementação de magnésio foi associada a um declínio nos sintomas depressivos em ensaios não controlados, mas não em ensaios controlados por placebo. Como o controle por placebo é essencial para que haja confiabilidade nos dados, o estudo conclui que existem poucas evidências do envolvimento do magnésio nos transtornos de humor[34].

Cabe pontuar, no entanto, que tanto a deficiência da ingestão de magnésio, avaliada pela recordatório alimentar, quanto a deficiência de magnésio, devem ser corrigidas em uma intervenção nutricional, uma vez que o magnésio está envolvido em processos relacionados à fluidez da membrana, neuroplasticidade e inflamação cerebral.

S-ADENOSILMETIONINA

A SAMe é considerada o principal doador de grupos metil do corpo humano – isso significa que ela participa das reações de metilação (adição do grupo metil) do DNA, a principal forma de ativar ou inativar genes (epigenética). Já falamos da SAMe, quando explicávamos sobre a vitamina B9. Vamos relembrar: a vitamina B9, na forma de metiltetra-hidrofolato, doa seu grupo metil para a homocisteína, convertendo-a em metionina (essa reação tem como cofator a vitamina B12). A metionina é então convertida na SAMe, que participa das reações epigenéticas, doando seu grupo metil para o DNA, por exemplo. Portanto, pelo menos em partes, a suplementação de vitamina B9 e SAMe tem como alvo a mesma via terapêutica[35].

Uma revisão com metanálise mais antiga (1994) avaliando a administração oral de SAMe (doses entre 200 e 1.600 mg) concluiu que a suplementação parece ter eficácia semelhante aos antidepressivos tricíclicos (opção farmacêutica atualmente desatualizada para a depressão) e ser mais eficaz que o placebo[36]. Outra revisão com metanálise conduzida pelo grupo *Cochrane*, considerada uma das principais e mais rigorosas evidências cientificas na área médica, concluiu que ainda não é possível tirar conclusões sobre a suplementação e que a evidência ainda é de qualidade limitada, ressaltando que há necessidade de realizar comparações com antidepressivos de todas as classes[37]. Embora os efeitos colaterais não sejam comumente relatados, um pequeno grupo de participantes relatou quadros de mania após a suplementação da SAMe. Portanto, recomenda-se evitar a suplementação em pacientes com transtorno bipolar[35].

CREATINA

Os primeiros estudos em relação à suplementação de creatina foram realizados com o objetivo de avaliar os benefícios do suplemento para o músculo esquelético[38,39]. Com o passar do tempo, o uso de creatina também está sendo visado para a neuroproteção.

A creatina é um composto orgânico nitrogenado importante para ressíntese de ATP (trifosfato de adenosina), nossa principal "moeda" de energia no corpo. Já se sabe que o cérebro é um órgão altamente energético, e, para realizar a maioria de suas funções, como o funcionamento sináptico, os neurônios precisam de constante ATP, principalmente quando o organismo requer maior demanda metabólica, como na privação de sono e desordens psiquiátricas. Além disso, a creatina poderia atenuar a formação de espécies reativas de oxigênio e ajudar na eliminação de radicais livres[40,41].

Existe uma doença de base genética, denominada síndrome da deficiência de creatina, caracterizada pelo atraso no desenvolvimento psicomotor, na comunicação, na aprendizagem e por distúrbios mentais. Nesses casos específicos, existem evidências contundentes da importância da suplementação de creatina para reversão dos sintomas e da melhora da função cognitiva[42,43].

O estresse oxidativo, dano mitocondrial e piora da geração de energia são características comuns em doenças neurodegenerativas; portanto, especula-se que a creatina possa atuar na eliminação das espécies reativas de oxigênio, melhorando a produção energética. No entanto, ainda não existem estudos clínicos que comprovem essa teoria[44].

Em modelos animais, o uso da suplementação de creatina foi eficaz para diminuição de sintomas depressivos. Um estudo de 2021 elucidou que a suplementação de creatina (75-300 mg/kg/dia) em camundongos com epilepsia atenuou comportamentos ansiosos, depressivos e convulsões[45]. Em humanos, um ensaio clínico randomizado publicado em 2012 avaliou o efeito da suplementação de creatina em 52 mulheres com transtorno depressivo maior. O grupo intervenção recebeu 5 g/dia de creatina, enquanto o grupo controle recebeu placebo. Além disso, ambos os grupos foram tratados com o medicamento escitalopram. Os pacientes do grupo intervenção apresentaram melhora nas pontuações na escala HAM-D, instrumento para avaliar os sintomas depressivos, já na segunda semana de acompanhamento, mostrando que a creatina pode ser uma abordagem terapêutica eficaz em pacientes com depressão. Apesar de ser um estudo bem conduzido e com resultados promissores, apenas esse foi encontrado até o momento. Portanto, mais trabalhos precisam ser realizados[46].

Outros autores também discutiram em trabalhos de revisão a hipótese de que a creatina melhore sintomas depressivos, mas sugerem que mais estudos clínicos específicos sejam realizados para avaliar os reais benefícios da suplementação de creatina nos quadros de depressão, ansiedade e doenças neurodegenerativas[47,48].

VITAMINA D

Uma correlação inversa entre níveis mais baixos de vitamina D e sintomas depressivos foi relatada pela primeira vez em 1979[49], e as associações foram observadas novamente em algumas coortes mais recentes[50]. No entanto, sabe-se que essa relação pode ter muitos fatores confundidores. Por exemplo, pessoas com depressão ou em risco para depressão podem sair menos de casa e se expor menos ao sol, o que leva a um nível menor de vitamina D no sangue. Ou seja, é possível que essa relação entre vitamina D e sintomas depressivos não seja uma relação de causa e efeito[51]. Para entender se a suplementação traria algum benefício, alguns ensaios clínicos foram então conduzidos.

Uma metanálise de 4 ensaios clínicos (N = 948) encontrou redução significativa dos sintomas depressivos em pacientes com depressão clínica após a administração da vitamina D. No entanto, essa estimativa incluiu dados de ensaios clínicos nos quais não houve cegamento da amostra e/ou pesquisadores (isso significa que os participantes e/ou os avaliadores sabiam quem estavam no grupo placebo e no grupo de tratamento, o que implica um viés claro de confirmação)[52].

No entanto, em outra metanálise, esses resultados foram reanalisados utilizando apenas os 3 estudos que eram ensaios clínicos randomizados e duplo-cegos (nem os participantes nem os avaliadores sabiam quem estava em cada grupo), e os efeitos benéficos permaneceram significativos. As doses utilizadas variaram de 1.500 a 7.000 UI de vitamina D por dia ($N = 828$, $n = 3$, $SMD = 0{,}57$, $p < 0{,}001$, $I2 = 0\%$)[9].

Uma outra metanálise também mostrou que a suplementação vitamina D foi benéfica tanto para diminuir a incidência de depressão (prevenção) quanto para a melhora de indivíduos já com a doença estabelecida (tratamento). Uma subanálise do mesmo estudo também mostrou que a suplementação era mais efetiva para pessoas com baixos níveis de vitamina D (< 20 ng/mL). A dose recomendada foi > 2.800 UI, por ≥ 8 semanas[53]. Como o *status* de vitamina D é facilmente avaliado por exame de sangue, é importante que a avaliação seja feita e, caso necessário, que a suplementação seja recomendada.

Como vimos, diversos suplementos foram estudados dentro do campo da Psiquiatria Nutricional, alguns já com uma base de evidências mais robusta, enquanto outros, apesar de promissores, ainda precisam de estudos mais bem delineados para garantir que sejam efetivos e seguros. Destacamos que qualquer suplemento deve ser usado como adjuvante no tratamento medicamentoso.

Nenhum suplemento descrito aqui deve ser visto como substituto ao tratamento de primeira linha, orientado por um psiquiatra capacitado.

Resumidamente, para quadros de depressão, os suplementos que mais se destacaram foram ômega-3, principalmente as formulações que possuem maior teor de EPA, e NAC. Ácido fólico e vitamina D também têm evidências para melhorias dos quadros de depressão, ainda que limitadas. Sugerimos que, nesses casos, sejam feitos exames para avaliar os níveis desses nutrientes no sangue e, só então, seja considerada a suplementação e avaliada a dose necessária. Embora haja uma grande heterogeneidade entre os estudos, a suplementação de NAC parece fornecer benefícios adicionais no tratamento do transtorno bipolar. Por outro lado, é recomendado que haja cautela com a suplementação de SAMe em pacientes com bipolaridade. Em relação à esquizofrenia e ao déficit de atenção e hiperatividade, os suplementos que parecem ter maior eficiência no tratamento são o zinco e NAC. A NAC também se mostrou relevante para o tratamento do TEA. Ressaltamos que, tirando estratégias pontuais, como a de ômega-3 e ácido fólico no período gestacional, as outras abordagens não contam com uma recomendação específica já estabelecida e, portanto, precisam ser avaliadas individualmente.

Embora a suplementação seja justificada em alguns casos, seja pela instalação de uma deficiência, de forma preventiva ou ainda para auxiliar em tratamentos específicos, a ingestão alimentar equilibrada e o acompanhamento nutricional devem ser vistos com a parte principal da abordagem nutricional e de estilo de vida. Cabe ressaltar que toda suplementação deve ser avaliada de forma individualizada, levando em consideração a sua interação com possíveis fármacos utilizados em tratamento.

Destacamos também que estudos envolvendo a suplementação de nutrientes podem perder poder estatístico se a amostra não for bem delineada, devido à heterogeneidade de efeito. Isto é, a suplementação não terá necessariamente o mesmo efeito para qualquer paciente, pois isso irá depender das suas características de base. Por exemplo, ainda que essa relação seja esperada, um paciente com depressão pode não ter um quadro de inflamação crônica e, logo, a suplementação com ômega-3 talvez não leve a melhorias clínicas significativas. Da mesma forma, a suplementação de ácido fólico e vitamina D será pouco efetiva para pacientes que já têm níveis séricos adequados. Outro exemplo: a suplementação de probióticos pouco vai adiantar em um cenário de pouca qualidade nutricional, pois sua administração promoverá apenas uma mudança transitória da microbiota. Por isso, é indispensável primeiro entender o paciente de forma individualizada, encontrar os possíveis alvos da intervenção, conhecer as possíveis interações medicamentosas e, só então, delinear uma conduta. O que buscamos salientar é a necessidade de uma percepção crítica da aplicabilidade desses estudos na clínica. Muito mais do que desenvolver a posologia ideal de um suplemento ou nutriente específico, entender o quadro clínico e psicossocial do paciente é fundamental. Sem uma base de hábitos saudáveis bem construída, poucos serão os efeitos de condutas pontuais.

Por fim, em um nível mais abrangente, uma alimentação variada, equilibrada e rica em frutas e vegetais deve ser recomendada e estimulada como prevenção e parte do tratamento de desordens psiquiátricas. Também devemos considerar o intestino como parte essencial da abordagem, visando à saúde intestinal, diversidade microbiana e integridade da membrana. Para isso, nutrientes específicos podem ser estimulados, inclusive via alimentação, como ômega-3 e alimentos ricos em vitaminas do complexo B, em antioxidantes e fibras. Paralelamente, uma investigação minuciosa, exames laboratoriais e anamnese bem elaborada formam a base para identificar possíveis deficiências nutricionais e guiar a possibilidade e necessidade de suplementação.

REFERÊNCIAS BIBLIOGRÁFICAS

1. Jacka FN, Mykletun A, Berk M. Moving towards a population health approach to the primary prevention of common mental disorders. BMC Med. 2012;10.
2. Rogers GB, Keating DJ, Young RL, Wong ML, Licinio J, Wesselingh S. From gut dysbiosis to altered brain function and mental illness: Mechanisms and pathways. Mol Psychiatry. 2016;21:738-48.
3. Zhao L, Xiong Q, Stary CM, Mahgoub OK, Ye Y, Gu L, et al. Bidirectional gut-brain-microbiota axis as a potential link between inflammatory bowel disease and ischemic stroke. J Neuroinflammation. 2018;15.
4. Ansari F, Neshat M, Pourjafar H, Jafari SM, Samakkhah SA, Mirzakhani E. The role of probiotics and prebiotics in modulating of the gut-brain axis. Front Nutr. 2023;10.
5. Sharma R, Gupta D, Mehrotra R, Mago P. Psychobiotics: The Next-Generation Probiotics for the Brain. Curr Microbiol. 2021;78:449-63.
6. Dickerson F, Adamos M, Katsafanas E, Khushalani S, Origoni A, Savage C, et al. Adjunctive probiotic microorganisms to prevent rehospitalization in patients with acute mania: A randomized controlled trial. Bipolar Disord. 2018;20:614-21.
7. Goh KK, Liu Y-W, Kuo P-H, Chung Y-CE, Lu M-L, Chen C-H. Effect of probiotics on depressive symptoms: A meta-analysis of human studies. Psychiatry Res. 2019.
8. Dinicolantonio JJ, O'Keefe JH. The importance of marine OMEGA-3S for brain development and the prevention and treatment of behavior, mood, and other brain disorders. Nutrients. 2020;12:1-15.

9. Firth J, Teasdale SB, Allott K, Siskind D, Marx W, Berk M, et al. The efficacy and safety of nutrient supplements in the treatment of mental disorders: a meta-review of meta-analyses of randomized controlled trials. World Psychiatry. 2019;18(3):308-24.
10. Grosso G, Pajak A, Marventano S, Castellano S, Galvano F, Bucolo C, et al. Role of omega-3 fatty acids in the treatment of depressive disorders: A comprehensive meta-analysis of randomized clinical trials. PLoS One. 2014;9.
11. Liao Y, Xie B, Zhang H, He Q, Guo L, Subramaniapillai M, et al. Efficacy of omega-3 PUFAs in depression: A meta-analysis. Transl Psychiatry. 2019;9.
12. Carlson SE, Gajewski BJ, Valentine CJ, Kerling EH, Weiner CP, Cackovic M, et al. Higher dose docosahexaenoic acid supplementation during pregnancy and early preterm birth: A randomised, double-blind, adaptive-design superiority trial. EClinicalMedicine. 2021;36.
13. Ciappolino V, Delvecchio G, Prunas C, Andreella A, Finos L, Caletti E, et al. The effect of DHA supplementation on cognition in patients with bipolar disorder: An exploratory randomized control trial. Nutrients. 2020;12.
14. McPhilemy G, Byrne F, Waldron M, Hibbeln JR, Davis J, McDonald C, et al. A 52-week prophylactic randomised control trial of omega-3 polyunsaturated fatty acids in bipolar disorder. Bipolar Disord. 2021.
15. Ravindran AV, Balneaves LG, Faulkner G, Ortiz A, McIntosh D, Morehouse RL, et al. Canadian Network for Mood and Anxiety Treatments (CANMAT) 2016 clinical guidelines for the management of adults with major depressive disorder: Section 5. Complementary and Alternative Medicine Treatments. Can J Psychiatry. 2016;61(9):576-87.
16. Shaw K, Turner J, Mar C Del. Are tryptophan and 5-hydroxytryptophan effective treatments for depression? A meta-analysis. Aust N Z J Psychiatry. 2002;36(4):488-91.
17. Turner EH, Loftis JM, Blackwell AD. Serotonin a la carte: Supplementation with the serotonin precursor 5-hydroxytryptophan. Pharmacol Ther. 2006;109:325-38.
18. Maffei ME. 5-hydroxytryptophan (5-htp): Natural occurrence, analysis, biosynthesis, biotechnology, physiology and toxicology. Int J Mol Sci. 2021;22:1-25.
19. Chan YM, Bailey R, O'Connor DL. Folate. Adv Nutr. 2013;4(1):123-5.
20. Roberts E, Carter B, Young AH. Caveat emptor: Folate in unipolar depressive illness, a systematic review and meta-analysis. J Psychopharmacol. 2018;32(4):377-84.
21. Sakuma K, Matsunaga S, Nomura I, Okuya M, Kishi T, Iwata N. Folic acid/methylfolate for the treatment of psychopathology in schizophrenia: a systematic review and meta-analysis. Psychopharmacology (Berl). 2018;235:2303-14.
22. Sarris J, Ravindran A, Yatham LN, Marx W, Rucklidge JJ, McIntyre RS, et al. Clinician guidelines for the treatment of psychiatric disorders with nutraceuticals and phytoceuticals: The World Federation of Societies of Biological Psychiatry (WFSBP) and Canadian Network for Mood and Anxiety Treatments (CANMAT) Taskforce. World J Biol Psychiatry. 2022;23(6):424-55.
23. Smaga I, Frankowska M, Filip M. N-acetylcysteine as a new prominent approach for treating psychiatric disorders. Br J Pharmacol. 2021;178:2569-94.
24. Raghu G, Berk M, Campochiaro PA, Jaeschke H, Marenzi G, Richeldi L, et al. The Multifaceted Therapeutic Role of N-Acetylcysteine (NAC) in Disorders Characterized by Oxidative Stress. Curr Neuropharmacol. 2020;19: 1202-24.
25. Berk M, Copolov D, Dean O, Lu K, Jeavons S, Schapkaitz I, et al. N-Acetyl Cysteine as a Glutathione Precursor for Schizophrenia-A Double-Blind, Randomized, Placebo-Controlled Trial. Biol Psychiatry. 2008;64:361-8.
26. Farokhnia M, Azarkolah A, Adinehfar F, Khodaie-Ardakani MR, Hosseini SMR, Yekehtaz H, et al. N-acetylcysteine as an adjunct to risperidone for treatment of negative symptoms in

patients with chronic schizophrenia: A randomized, double-blind, placebo-controlled study. Clin Neuropharmacol. 2013;36:185-92.

27. Lee TM, Lee KM, Lee CY, Lee HC, Tam KW, Loh EW. Effectiveness of N-acetylcysteine in autism spectrum disorders: A meta-analysis of randomized controlled trials. Aust N Z J Psychiatry. 2021;55(2):196-206.
28. Nikoo M, Radnia H, Farokhnia M, Mohammadi MR, Akhondzadeh S. N-acetylcysteine as an adjunctive therapy to risperidone for treatment of irritability in autism: A randomized, double-blind, placebo-controlled clinical trial of efficacy and safety. Clin Neuropharmacol. 2015;38:11-7.
29. Tardiolo G, Bramanti P, Mazzon E. Overview on the effects of N-acetylcysteine in neurodegenerative diseases. Molecules. 2018;23.
30. Coles LD, Tuite PJ, Öz G, Mishra UR, Kartha RV, Sullivan KM, et al. Repeated-Dose Oral N-Acetylcysteine in Parkinson's Disease: Pharmacokinetics and Effect on Brain Glutathione and Oxidative Stress. J Clin Pharmacol. 2018;58:158-67.
31. Yosaee S, Clark CCT, Keshtkaran Z, Ashourpour M, Keshani P, Soltani S. Zinc in depression: From development to treatment: A comparative/ dose response meta-analysis of observational studies and randomized controlled trials. Gen Hosp Psychiatry. 2022;74:110-7.
32. Bilici M, Yildirim F, Kandil S, Bekaroğlu M, Yildirmiş S, Değer O, et al. Double-blind, placebo-controlled study of zinc sulfate in the treatment of attention deficit hyperactivity disorder. Prog Neuropsychopharmacol Biol Psychiatry. 2004;28:181-90.
33. Joe P, Petrilli M, Malaspina D, Weissman J. Zinc in schizophrenia: A meta-analysis. Gen Hosp Psychiatry. 2018;53:19-24.
34. Phelan D, Molero P, Martínez-González MA, Molendijk M. Magnesium and mood disorders: systematic review and meta-analysis. BJPsych Open. 2018;4:167-79.
35. Cuomo A, Beccarini Crescenzi B, Bolognesi S, Goracci A, Koukouna D, Rossi R, et al. S-Adenosylmethionine (SAMe) in major depressive disorder (MDD): A clinician-oriented systematic review. Ann Gen Psychiatry. 2020;19.
36. Bressa GM. S-adenosyl-l-methionine (SAMe) as antidepressant: meta-analysis of clinical studies. Acta Neurol Scand. 1994;89:7-14.
37. Galizia I, Oldani L, Macritchie K, Amari E, Dougall D, Jones TN, et al. S-adenosyl methionine (SAMe) for depression in adults. Cochrane Database Syst Rev. 2016;10(10):CD011286.
38. Harris RC, Soderlund K, Hultman E. Elevation of creatine in resting and exercised muscle of normal subjects by creatine supplementation. Clin Sci (Lond). 1992;83(3):367-74.
39. Hultman E, Soderlund K, Timmons JA, Cederblad G, Greenhaff PL. Muscle creatine loading in men. J Appl Physiol (1985). 1996;81(1):232-7.
40. Roschel H, Gualano B, Ostojic SM, Rawson ES. Creatine supplementation and brain health. Nutrients. 2021;13:1-10.
41. Forbes SC, Candow DG, Ferreira LHB, Souza-Junior TP. Effects of Creatine Supplementation on Properties of Muscle, Bone, and Brain Function in Older Adults: A Narrative Review. J Diet Suppl. 2022;19:318-35.
42. Bender A, Klopstock T. Creatine for neuroprotection in neurodegenerative disease: end of story? Amino Acids. 2016;48:1929-40.
43. Stockler S, Holzbach U, Hanefeld F, Marquardt I, Helms G, Requart M, et al. Creatine Deficiency in the Brain: A New, Treatable Inborn Error of Metabolism. Pediatr Res. 1994;36(3):409-13.
44. Harmon KK, Stout JR, Fukuda DH, Pabian PS, Rawson ES, Stock MS. The application of creatine supplementation in medical rehabilitation. Nutrients. 2021.

45. Okwuofu EO, Ogundepo GE, Akhigbemen AM, Abiola AL, Ozolua RI, Igbe I, et al. Creatine attenuates seizure severity, anxiety and depressive-like behaviors in pentylenetetrazole kindled mice. Metab Brain Dis. 2021;36(4):571-9.
46. Kyoon Lyoo I, Yoon S, Kim T-S, Hwang J, Kim JE, Won W, et al. A Randomized, Double-Blind Placebo-Controlled Trial of Oral Creatine Monohydrate Augmentation for Enhanced Response to a Selective Serotonin Reuptake Inhibitor in Women With Major Depressive Disorder. Am J Psychiatry. 2012;937-45.
47. Kious BM, Kondo DG, Renshaw PF. Creatine for the treatment of depression. Biomolecules. 2019;9.
48. Roitman S, Green T, Osher Y, Karni N, Levine J. Creatine monohydrate in resistant depression: a preliminary study. Bipolar Disord. 2007;9(7):754-8.
49. Bech P, Hey H. Depression or asthenia related to metabolic disturbances in obese patients after intestinal bypass surgery. Acta Psychiatr Scand. 1979;59(5):462-70.
50. Anglin RES, Samaan Z, Walter SD, Sarah DM. Vitamin D deficiency and depression in adults: Systematic review and meta-analysis. Br J Psychiatry. 2013:202:100-7.
51. Menon V, Kar S, Suthar N, Nebhinani N. Vitamin D and depression: A critical appraisal of the evidence and future directions. Indian J Psychol Med. 2020;42:11-21.
52. Vellekkatt F, Menon V. Efficacy of Vitamin D supplementation in major depression: A meta--analysis of randomized controlled trials. J Postgrad Med. 2019;65:74-80.
53. Korivi M, Lvks B, Ghasidas Vishwavidyalaya G, Vahidreza Ostadmohammadi I, Ruan L. Effect of vitamin D supplementation on the incidence and prognosis of depression: An updated meta-analysis based on randomized controlled trials. Front Public Health. 2022;10.

Capítulo **10**

Dietas e Psiquiatria Nutricional

Roberta Carbonari Muzy
Ana Paula Lopes Carvalho

INTRODUÇÃO

Evidências crescentes sugerem que a alimentação e o estilo de vida desempenham papéis cruciais na saúde mental, abrindo caminho para estratégias de intervenção nutricional. Abordagens que promovem ajustes de padrões alimentares têm mostrado grande potencial na prevenção e no manejo de transtornos mentais, especialmente quando associadas a um estilo de vida saudável, atividade física regular, sono adequado e controle do estresse. Este capítulo explora padrões alimentares amplamente estudados no contexto da psiquiatria nutricional – dieta mediterrânea, dieta DASH, dieta de baixo índice inflamatório, dietas vegetarianas/veganas e a dieta MIND – e discute como intervenções nutricionais, quando combinadas a um estilo de vida saudável, podem melhorar a saúde mental e reduzir o risco de declínio cognitivo e transtornos psiquiátricos.

DIETA MEDITERRÂNEA

A dieta mediterrânea, já bem estabelecida por seus benefícios cardiovasculares, também tem sido amplamente investigada por seu impacto na saúde mental. Esse padrão alimentar inclui o consumo elevado de frutas, vegetais, grãos integrais, azeite de oliva e peixes, alimentos que podem ajudar a modular processos inflamatórios e promover a neuroproteção.

Frutas e vegetais contêm altos níveis de antioxidantes, como betacaroteno, tocoferóis, ácido ascórbico, polifenóis e antocianinas, que estão associados à redução do estresse oxidativo e redução da inflamação. Além disso, o azeite de oliva é rico em ácido graxo monoinsaturado e compostos fenólicos, que são antioxidantes com propriedades neuroprotetoras. Peixes são boas fontes de ácidos graxos poli-insaturados ômega-3, que podem reduzir processos inflamatórios e melhorar a atividade de neurotransmissores. Outro fator contribuinte pode ser o consumo limitado de carnes vermelhas e processadas.[1]

Em um extenso estudo[2], avaliando uma amostra de 49.261 mulheres suecas acompanhadas de 1991/92 até 2012, foi observado menor risco de depressão para aquelas que tinham média e alta adesão à dieta mediterrânea, em comparação às que tinham baixa adesão. Durante um acompanhamento médio de aproximadamente 20 anos, 1.677 casos incidentes de depressão foram diagnosticados. Para cada aumento na pontuação de adesão à dieta mediterrânea, o risco de depressão foi reduzido em 5%. A associação se tornou mais forte quando restrita às formas graves de depressão. Os resultados permaneceram após análises extensas de sensibilidade.

Em uma revisão sistemática com metanálise, pesquisadores avaliaram a relação entre a qualidade da dieta e a depressão. A análise incluiu 20 estudos longitudinais e 21 transversais avaliando diversos tipos de dietas. As evidências mais consistentes foram encontradas na associação inversa entre a dieta mediterrânea e a depressão em estudos longitudinais. O risco de desenvolver depressão foi 33% menor nas pessoas com maior adesão à dieta mediterrânea, em comparação com aquelas com menor adesão (risco relativo: 0,67; intervalo de confiança de 95%: 0,55-0,82).[3] A adesão à dieta mediterrânea foi avaliada por quatro índices diferentes que serão explicados a seguir:[3]

- Escore da Dieta Mediterrânea (*Mediterranean Diet Score*): avaliada com base na ingestão média de 9 componentes: vegetais; frutas e oleaginosas; cereais; leguminosas; laticínios; peixes e frutos do mar; carnes; álcool e proporção de gorduras monoinsaturadas em relação às saturadas.
  - Para a maioria dos componentes (vegetais, frutas e oleaginosas, cereais, leguminosas, peixes e frutos do mar e a proporção de gorduras), quem comia menos que a média recebia 0 ponto, e quem comia a média ou mais recebia 1 ponto.

- Para carnes e laticínios, a pontuação era inversa: quem comia menos que a média recebia 1 ponto, e quem comia na média ou mais recebia 0 ponto.
- No caso do álcool, o consumo moderado (entre 5 e 25 g/dia) recebia 1 ponto, enquanto quantidades fora desse intervalo recebiam 0 ponto.
- A soma dos pontos desses nove componentes varia de 0 (baixa adesão à dieta) a 9 (alta adesão à dieta mediterrânea).

- Escore Relativo da Dieta Mediterrânea (*Relative Mediterranean Diet Score*): semelhante ao anterior, mas utiliza tercis como pontos de corte em vez da média, com uma pontuação que varia de 0 a 18.
- Escore Alternativo da Dieta Mediterrânea (*Alternate Mediterranean Diet Score*): semelhante ao Escore da Dieta Mediterrânea, mas inclui aves (como componente associado a menor adesão) e batatas (como componente relacionado a maior adesão). O escore total varia de 0 a 55.
- Escore do Padrão Dietético de Estilo Mediterrâneo (*Mediterranean Style Dietary Pattern Score*): semelhante ao Escore Alternativo da Dieta Mediterrânea, mas considera também doces e ovos. Resulta em um escore total padronizado de 0 a 100.

Outra metanálise[4], avaliando a relação entre padrões alimentares e depressão, constatou que uma maior adesão à dieta mediterrânea estava significativamente associada ao menor risco de depressão. No entanto, os autores ressaltaram que os dados são muito heterogêneos e que a qualidade metodológica dos estudos foi baixa e, portanto, essa relação deveria ser confirmada em ensaios clínicos (tipo de estudo que inclui intervenção e controle de variáveis e que, portanto, é capaz de identificar relações de causa e efeito). Nesse contexto, destacam-se dois ensaios clínicos randomizados: o SMILES *trial*[5] e o HELFIMED[6].

No SMILES *trial*, 67 indivíduos foram divididos em dois grupos, por 12 semanas[5], que serão detalhados a seguir:

- Grupo intervenção: incluiu sete sessões individuais de 60 minutos conduzidas por um nutricionista clínico, com orientações alimentares personalizadas (baseadas na dieta mediterrânea, mas com algumas modificações) e suporte nutricional, juntamente com técnicas como entrevista motivacional, definição de metas e alimentação consciente. Também foi entregue uma cesta de alimentos com os principais componentes da dieta para facilitar a adesão. A intervenção focava em melhorar a qualidade da dieta por meio do consumo de 12 grupos alimentares principais, com as seguintes porções recomendadas: cereais integrais (5-8 porções/dia), vegetais (6 porções/dia), frutas (3 porções/dia), leguminosas (3-4 porções/semana), laticínios sem gordura e sem açúcar (2-3 porções/dia), oleaginosas sem sal (1 porção/dia), peixes (pelo menos 2 vezes/semana), carnes vermelhas magras (3-4 porções/semana), frango (2-3 porções/semana), ovos (até 6 por semana) e azeite de oliva (3 colheres de sopa por dia). A dieta também recomendava a redução de alimentos ultraprocessados, como doces, cereais refinados, frituras, *fast-foods*, carnes processadas e bebidas açucaradas (máximo de 3 porções/semana). O consumo de vinho tinto era permitido (até 2 doses padrão/dia), de preferência com as refeições, enquanto o consumo de outras bebidas alcoólicas era restrito. A dieta foi planejada para ser fácil de seguir, sustentável, saborosa e promover saciedade, sem foco em perda de peso.

- Grupo controle: recebeu suporte social em um protocolo com a mesma frequência e duração da intervenção dietética. Nos encontros, profissionais treinados conduziam conversas sobre temas neutros de interesse dos participantes, como esportes, notícias ou música. Também eram conduzidas atividades alternativas, como jogos de cartas ou de tabuleiro, para mantê-los engajados e positivos.

O grupo controle é empregado para controlar variáveis que podem interferir no resultado do paciente. Por exemplo, um paciente com sintomas depressivos pode se sentir melhor simplesmente por estar recebendo atenção, apoio e acompanhamento, o que gera sensação de acolhimento e motivação independentemente da intervenção dietética. Portanto, a inclusão de um grupo controle recebendo acompanhamento social garante que ambos os grupos estejam em condições semelhantes, exceto pela dieta. Isso assegura que qualquer diferença nos resultados seja atribuída à intervenção avaliada (dieta mediterrânea), e não a outros fatores, estabelecendo uma relação de causa e efeito, em vez de uma simples correlação.

Ao final das 12 semanas, o grupo que recebeu suporte dietético apresentou melhora significativamente maior na Escala de Avaliação de Depressão de Montgomery-Åsberg (MADRS) entre o início e o final do estudo em comparação ao grupo controle. A remissão (definida como pontuação MADRS < 10) foi alcançada por 32,3% (n = 10) dos participantes da intervenção e 8% (n = 2) do grupo controle (p = 0,028). Os resultados sugerem que a melhora do padrão alimentar pode ser uma estratégia coadjuvante no tratamento da depressão, com possíveis benefícios adicionais para o manejo de comorbidades comuns a transtornos psiquiátricos, como obesidade, dislipidemia e diabetes.[5]

O estudo HELFIMED[6] envolveu 152 participantes com depressão e ansiedade, e mostrou que a combinação da dieta mediterrânea com suplementação de ômega-3 resultou em uma redução de 45% nos sintomas depressivos. Esses estudos reforçam o impacto positivo da dieta mediterrânea na saúde mental, principalmente nos quadros de depressão.

Índice inflamatório da dieta

O índice inflamatório da dieta foi criado pela Universidade da Carolina do Sul para quantificar o impacto da dieta no potencial inflamatório do corpo[7]. O índice considera até 45 parâmetros alimentares, com base em seus efeitos em biomarcadores inflamatórios (IL-1β, IL-4, IL-6, IL-10, TNF-α e proteína C-reativa) relatados na literatura. No Quadro 1 estão os componentes alimentares analisados e o índice inflamatório referente a cada um deles.[7]

Quadro 1 Índice inflamatório dos componentes alimentares

Componente alimentar	Índice inflamatório total
Cúrcuma	-0,785
Fibra	-0,663
Flavonas	-0,616
Isoflavonas	-0,593
Betacaroteno	-0,584
Chá preto/verde	-0,536
Magnésio (mg)	-0,484
Flavonóis	-0,467
Gengibre	-0,453
Vitamina D	-0,446
Ácidos graxos ômega-3	-0,436
Vitamina C	-0,424
Vitamina E	-0,419
Flavan-3-ol	-0,415

(continua)

Quadro 1 Índice inflamatório dos componentes alimentares *(continuação)*

Componente alimentar	Índice inflamatório total
Alho	-0,412
Vitamina A (RE)	-0,401
Vitamina B6	-0,365
Ácidos graxos poli-insaturados (PUFA)	-0,337
Cebola	-0,301
Álcool	-0,278
Flavonoides	-0,25
Niacina (mg)	-0,246
Selênio (µg)	-0,191
Ácido fólico	-0,19
Eugenol	-0,14
Antocianidinas	-0,131
Pimentão	-0,131
Cafeína	-0,11
Tomilho/orégano	-0,102
Açafrão	-0,1
Tiamina	-0,098
Riboflavina	-0,068
Alecrim (*rosemary*)	-0,013
Ácidos graxos monoinsaturados (MUFA)	-0,009
Proteínas	0,021
Ferro (mg)	0,032
Carboidratos	0,097
Vitamina B12	0,106
Colesterol	0,11
Ácidos graxos ômega-6	0,159
Energia (kcal)	0,18
Gordura trans	0,229
Gordura total	0,298
Zinco	0,313
Gordura saturada	0,373

Nas metanálises citadas anteriormente[3,4] sobre padrões alimentares e depressão, além do benefício da dieta mediterrânea, também foi observado que um menor escore inflamatório estava significativamente associado a menor risco de depressão. No estudo de Lassale e colaboradores, na análise longitudinal, menor índice inflamatório foi associado a redução de 24% no risco de depressão (*hazard ratio*: 0,76) e na análise transversal, de 36% (*odds ratio*: 0,64).[3]

DIETA DASH: CONTROLANDO A PRESSÃO E PROTEGENDO A MENTE

A dieta DASH (*Dietary Approaches to Stop Hypertension*) foi desenvolvida para combater a hipertensão, mas suas propriedades anti-inflamatórias e seus benefícios para a saúde mental têm sido reconhecidos. Este padrão alimentar enfatiza o consumo de frutas, vegetais, grãos integrais e laticínios com baixo teor de gordura, além de reduzir a ingestão de sódio. A dieta DASH promove a ingestão de nutrientes essenciais, como magnésio, cálcio e potássio, que auxiliam na regulação dos neurotransmissores e na redução da inflamação sistêmica de baixo grau, um fator importante no desenvolvimento de transtornos mentais.

Uma metanálise[8] incluindo uma população adulta de 6 coortes avaliou o impacto de três padrões alimentares em sintomas depressivos: escore da dieta mediterrânea, índice alternativo de alimentação saudável (AHEI-2010) e a *Dietary Approaches to Stop Hypertension* (dieta DASH). As análises transversais e prospectivas mostraram associações inversas estatisticamente significativas dos três padrões alimentares com sintomas depressivos (contínuos e dicotômicos). Na análise transversal, a associação da dieta DASH com sintomas depressivos, usando um ponto de corte, apresentou uma razão de chance ajustada (*odds ratio*) de 0,94 (0,87-1,01). Associações semelhantes foram observadas prospectivamente: 0,90 (0,84-0,97)[8].

Um estudo longitudinal[9] com 964 idosos descobriu que a adesão à dieta DASH reduziu o risco de declínio cognitivo em 22% ao longo de cinco anos. Achados como estes reforçam a hipótese de que a dieta DASH pode melhorar a saúde mental, tanto prevenindo o declínio cognitivo quanto reduzindo o risco de transtornos depressivos.

DIETAS VEGETARIANAS/VEGANAS: ALIMENTAÇÃO À BASE DE PLANTAS

Também tem sido investigada a associação entre dietas vegetarianas ou veganas e a depressão, no entanto, os resultados ainda parecem conflitantes[10]. Enquanto alguns estudos indicaram que indivíduos que seguem dietas vegetarianas apresentam taxas mais altas de depressão[11], outros sugeriram que esse padrão alimentar é benéfico nesse contexto, reduzindo sintomas depressivos. Essas divergências podem estar relacionadas às variações na composição das dietas vegetarianas, uma vez que dietas sem carnes podem ser repletas de alimentos saudáveis, como frutas, legumes e verduras, ou de opções menos saudáveis, como frituras, refrigerantes e doces[10].

Além disso, a dieta *plant-based*, ou dieta à base de plantas, é definida de formas distintas na literatura científica, podendo ser utilizada como sinônimo de uma dieta vegetariana estrita (sem qualquer tipo de produto de origem animal) ou apenas baseando-se em um alto consumo de alimentos de origem vegetal (padrão semivegetariano).

Para explorar melhor essa relação, um estudo transversal avaliou a diferença entre tipos diferentes de dietas *plant-based* em uma amostra de 2.033 participantes[12]. Utilizou-se um questionário validado de frequência alimentar para avaliar a ingestão alimentar dos participantes, classificando os alimentos em 21 grupos principais que foram organizados em três categorias:

1. Alimentos de origem animal.
2. Alimentos vegetais saudáveis: legumes e verduras, grãos integrais, frutas, oleaginosas, leguminosas, óleos vegetais, chá/café.
3. Alimentos vegetais considerados menos saudáveis: sucos, batatas, grãos refinados, doces, sobremesas e bebidas alcoólicas.

A partir dessa classificação, foram criados três índices:

1. *General Plant-Based Diet Index* (Índice geral de dieta baseada em plantas).
2. *Healthy Plant-Based Diet Index* (Índice de dieta baseada em plantas saudável).
3. *Unhealthy Plant-Based Diet Index* (Índice de dieta baseada em plantas não saudável).

Os índices *Plant-Based Geral* e o *Saudável* não foram associados à depressão e ansiedade após ajustes para variáveis como idade, sexo, calorias, estado civil, nível de atividade física e tabagismo. No entanto, o *Unhealthy Plant-Based Diet Index* (Dieta *plant-based* não saudável) aproximadamente dobrou o risco de depressão (*odds ratio* = 2,07; intervalo de confiança de 95%: 1,49-2,87; P < 0,0001) e aumentou o risco de ansiedade em mais de 50% (*odds ratio* = 1,56;

intervalo de confiança de 95%: 1,14-2,14; P = 0,001). Mesmo após o ajuste para fatores de confusão, as associações permaneceram significativas (*odds ratio* de 1,96 para depressão e 1,53 para ansiedade no quarto quartil de consumo).[12]

Cabe ressaltar que razões ou motivações para adotar o vegetarianismo podem estar relacionadas ao estado de saúde mental e sintomas depressivos, que são multifatoriais. Isso pode justificar, pelo menos em parte, as divergências de resultados entre os estudos. Por exemplo, indivíduos podem optar pelo vegetarianismo por compaixão pelos animais, o que pode estar ligado a um perfil de personalidade mais sensível e empático, com maior vulnerabilidade a questões emocionais. Além disso, alguns estudos foram realizados com budistas vegetarianos que praticam técnicas de relaxamento, como a meditação, o que influencia diretamente seu estado mental. Portanto, muitos fatores de confusão, que não estão relacionados à capacidade da dieta de impactar a saúde mental, podem interferir na avaliação da relação entre vegetarianismo e depressão. No entanto, de forma geral, a alta ingestão de alimentos de origem vegetal *in natura* está associada, em múltiplos estudos, a benefícios para a saúde física e mental.

DIETA MIND: PREVENÇÃO DO DECLÍNIO COGNITIVO E MELHORIA DA SAÚDE MENTAL

Resultado de anos de pesquisa, a dieta MIND (*Mediterranean-DASH Diet Intervention for Neurodegenerative Delay*) foi especificamente projetada com o objetivo de auxiliar no retardo do declínio cognitivo. Esse padrão alimentar combina aspectos da dieta mediterrânea e da dieta DASH. A seguir estão as características da dieta MIND:[13]

- Folhas verdes (couve, espinafre, verduras cozidas e saladas): 6 ou mais porções/semana.
- Todos os outros vegetais: ao menos uma porção de outro vegetal, além dos vegetais de folhas verdes, pelo menos 1 vez/dia.
- Frutas vermelhas: pelo menos 2 vezes/semana.
- Oleaginosas: 5 ou mais porções/semana.
- Grãos integrais (aveia, quinoa e arroz integral): pelo menos 3 porções diárias.
- Peixe (salmão, sardinha e atum): ao menos 1 vez/semana.

- Leguminosas (feijões, lentilhas, grão de bico ou soja): no mínimo três refeições por semana.
- Aves: frango ou peru pelo menos 2 vezes/semana.
- Azeite: principal gordura utilizada.
- Vinho: limitar a uma taça por dia.
- Carne vermelha: menos de 4 vezes/semana.
- Fritura: menos de 1 vez/semana.
- Doces e sobremesas: menos de 5 porções/semana.
- Manteiga: menos de 1 colher de sopa/dia.

Uma vez que a dieta MIND é derivada da mediterrânea e da DASH, as três compartilham muitas características em comum, como o consumo de leguminosas, grãos integrais e azeite, além de limitar a ingestão de carne vermelha, frituras e açúcar. No entanto, a dieta MIND traz um destaque maior para a ingestão aumentada e frequente de frutas vermelhas e vegetais folhosos. Outras frutas não possuem recomendação específica, ao contrário das dietas DASH e mediterrânea. A MIND também não especifica o alto consumo de laticínios (como a DASH) ou exige mais de uma refeição de peixe por semana (como a mediterrânea).[13]

A dieta MIND foi mais estudada em contextos de doença de Alzheimer e declínio cognitivo do que em outros transtornos psiquiátricos, como depressão e ansiedade. Alguns estudos mostram resultados promissores, por exemplo, em um estudo conduzido por Morris e colaboradores[14], a adesão à dieta MIND foi associada a uma redução de 53% no risco de Alzheimer para indivíduos que seguiram estritamente o padrão alimentar e de 35% para aqueles que seguiram moderadamente.

Em um estudo conduzido com adultos chineses[15] de 55 anos ou mais (média de 62,2 anos), observou-se uma associação entre adesão à dieta MIND e melhor função cognitiva após um acompanhamento médio de 3 anos. Cada incremento de 3 pontos na pontuação da dieta foi equivalente a cerca de 1 ano a menos de envelhecimento cognitivo. No mesmo artigo, os pesquisadores também conduziram uma metanálise com 26.103 participantes que reforçou esses achados e encontrou uma associação significativa entre a dieta MIND e função cognitiva aprimorada. O estudo destacou associação mais forte entre a melhora da função cognitiva e o consumo de oleaginosas (como castanhas, amêndoas, avelãs e nozes), peixe e chá, bem como a redução do consumo de frituras. Nesse estudo, a carne vermelha apresentou associação inesperada com melhores resultados cognitivos, o que pode estar relacionado à menor ingestão média entre chineses em comparação a outras populações, destacando que o consumo moderado, dentro de um contexto mais equilibrado, pode trazer benefícios nutricionais, como ferro, zinco e vitamina B12, essenciais para a saúde cerebral, sem os riscos associados ao consumo excessivo.[15]

Outro artigo, também publicado em 2023[16], avaliou a relação entre a adesão à dieta MIND e o risco de demência em populações ocidentais, especificamente entre adultos de meia-idade e idosos dos Estados Unidos e Reino Unido. Na primeira parte do estudo, foram incluídos 18.136 participantes, com idade média de aproximadamente 64 anos, distribuídos entre três coortes prospectivas: *Whitehall* II (WII) no Reino Unido, *Health and Retirement Study* (HRS) e *Framingham Heart Study Offspring Cohort* (FOS), ambos dos Estados Unidos. Ao longo do acompanhamento, 775 participantes desenvolveram quadros de demência. Os resultados mostraram uma redução de 17% no risco de demência para cada incremento de 3 pontos na pontuação de adesão à dieta MIND (HR de 0,83; IC de 95%, 0,72-0,95). Essa associação foi consistente em diferentes subgrupos, como idade, sexo, status de tabagismo e índice de massa corporal. Na mesma publicação, os pesquisadores conduziram uma metanálise com 11 estudos de coorte, abrangendo 224.049 participantes de diversas populações ocidentais, entre os quais 5.279 desenvolveram demência. A análise reforçou os achados iniciais, mostrando que aqueles com maior adesão à dieta MIND apresentaram risco significativamente menor de manifestar demência em comparação com os de menor adesão (redução também de 17%, HR de 0,83; IC de 95%, 0,76-0,90).[16]

Por outro lado, em um ensaio clínico randomizado[17] (tipo de estudo ideal para avaliar o efeito de uma intervenção) liderado pelo *Rush Alzheimer's Disease Center*, em Chicago, os benefícios cognitivos não foram significativos. Nesse estudo, os pesquisadores dividiram 604 adultos (idade média: 70,4 anos) em dois grupos: um para seguir a dieta MIND e o outro para seguir a dieta controle. Todos os voluntários eram cognitivamente saudáveis, mas tinham histórico familiar de demência, índice de massa corporal (IMC) acima de 25 e alimentação não equilibrada. Durante os três anos de estudo, todos os participantes (de ambos os grupos) receberam orientações dietéticas de nutricionistas com o objetivo de atingir uma restrição calórica leve (estimada em menos 250 kcal/dia), além de apoio comportamental. Para incentivar o consumo dos itens recomendados, o grupo MIND recebeu mensalmente alimentos-chave (o equivalente a 425 g de mirtilos, 142 g de oleaginosas mistas e 207 mL de azeite extravirgem por semana), enquanto o grupo controle recebeu vale-compras no mesmo valor. A adesão foi monitorada por biomarcadores séricos e, de fato, o grupo MIND apresentou níveis mais altos de carotenoides (luteína, zeaxantina, alfa e betacaroteno), indicando maior consumo de vegetais. A perda de peso foi similar entre os grupos, com uma perda média de aproximadamente 5 kg. O ensaio foi concluído por 93,4% dos participantes. Desde o início até o terceiro ano de estudo, foram observadas melhorias nos escores de cognição global em ambos os grupos, mas sem diferenças significativas entre os grupos de dieta MIND e grupo controle. Da mesma forma, alterações avaliadas por ressonância magnética, como volume do hipocampo e da substância cinzenta e branca, foram semelhantes nos dois grupos. Contudo, os próprios autores destacaram fragilidades que podem justificar o resultado: todos os voluntários fizeram alguma mudança na dieta (os participantes do grupo controle provavelmente melhoraram a alimentação, dado que houve evidência de perda de peso semelhante nos dois grupos); também é plausível que a realização repetida de testes cognitivos pelos dois grupos tenha interferido nos resultados. Além disso, as análises foram feitas com indivíduos que eram saudáveis cognitivamente, apesar do histórico familiar de demência. Estudos realizados em indivíduos já com comprometimento cognitivo podem ter resultados diferentes. Ensaios clínicos mais longos, apesar de difíceis de serem conduzidos, podem ser efetivos em captar o aparecimento do declínio cognitivo ou demência e, por isso, mais sensíveis para identificar diferenças entre o impacto das dietas.[17]

CONCLUSÃO

Um corpo de pesquisas recentes mostra que intervenções nutricionais baseadas em padrões alimentares, como as dietas mediterrânea, DASH, *plant-based* e MIND, estão associadas a melhora significativa em parâmetros de saúde mental. Padrões alimentares saudáveis, focados em alimentos integrais e ricos em vitaminas, minerais, fibras e antioxidantes, e que limitam ingredientes que em excesso são prejudiciais, como o açúcar, podem resultar em uma variedade de benefícios para a saúde, incluindo a prevenção de doenças cardíacas, diabetes tipo 2 e câncer, bem como reduções na pressão arterial e melhoria da saúde digestiva, além de reduzir a inflamação crônica, um conhecido fator desencadeante do envelhecimento prematuro e de doenças. Por outro lado, a dieta ocidental, rica em alimentos ultraprocessados e carboidratos refinados, está relacionada ao aumento da inflamação e à instabilidade glicêmica, fatores que contribuem para o desenvolvimento de transtornos mentais. A transição de uma dieta ocidental para padrões alimentares mais saudáveis é uma estratégia eficaz para reduzir o risco de transtornos de humor e melhorar a qualidade de vida.

As intervenções dietéticas devem ser vistas como uma abordagem integrada no cuidado à saúde mental, especialmente quando combinadas a outros fatores de estilo de vida, como a atividade física e a gestão do estresse. O impacto de uma dieta equilibrada na saúde mental é claro e, portanto, estratégias de promoção de saúde devem incluir a educação sobre padrões alimentares saudáveis como parte da prevenção de transtornos psiquiátricos.

REFERÊNCIAS BIBLIOGRÁFICAS

1. Shafiei F, Salari-Moghaddam A, Larijani B, Esmaillzadeh A. Adherence to the mediterranean diet and risk of depression: A systematic review and updated meta-analysis of observational studies. Nutr Rev. 2019; 77: 230-9.
2. Yin W, Löf M, Chen R, Hultman CM, Fang F, Sandin S. Mediterranean diet and depression: a population-based cohort study. International Journal of Behavioral Nutrition and Physical Activity. 2021; 18.
3. Lassale C, Batty GD, Baghdadli A, Jacka F, Sánchez-Villegas A, Kivimäki M et al. Healthy dietary indices and risk of depressive outcomes: a systematic review and meta-analysis of observational studies. Mol Psychiatry. 2019; 24:965-86.
4. Gianfredi V, Dinu M, Nucci D, Eussen SJPM, Amerio A, Schram MT et al. Association between dietary patterns and depression: an umbrella review of meta-analyses of observational studies and intervention trials. Nutr Rev. 2023; 81:346-59.
5. Jacka FN, O'Neil A, Opie R, Itsiopoulos C, Cotton S, Mohebbi M et al. A randomised controlled trial of dietary improvement for adults with major depression (the 'SMILES' trial). BMC Med. 2017;15.
6. Parletta N, Zarnowiecki D, Cho J, Wilson A, Bogomolova S, Villani A et al. A Mediterranean--style dietary intervention supplemented with fish oil improves diet quality and mental health in people with depression: A randomized controlled trial (HELFIMED). Nutr Neurosci. 2019;22:474-87.
7. Shivappa N, Steck SE, Hurley TG, Hussey JR, Hébert JR. Designing and developing a literature-derived, population-based dietary inflammatory index. Public Health Nutr. 2014;17:1689-96.
8. Nicolaou M, Colpo M, Vermeulen E, Elstgeest LEM, Cabout M, Gibson-Smith D et al. Association of a priori dietary patterns with depressive symptoms: A harmonised meta-analysis of observational studies. Psychol Med. 2020;50: 1872-83.
9. Wengreen H, Munger RG, Cutler A, Quach A, Bowles A, Corcoran C et al. Prospective study of Dietary Approaches to Stop Hypertension-and Mediterranean-style dietary patterns and age-related cognitive change: The Cache County Study on Memory, Health and Aging. American Journal of Clinical Nutrition. 2013;98:1263-71.

10. Jain R, Larsuphrom P, Degremont A, Latunde-Dada GO, Philippou E. Association between vegetarian and vegan diets and depression: A systematic review. Nutr Bull. 2022;47:27-49.
11. Iguacel I, Huybrechts I, Moreno LA, Michels N. Vegetarianism and veganism compared with mental health and cognitive outcomes: A systematic review and meta-analysis. Nutr Rev 2021;79.
12. Haghighatdoost F, Mahdavi A, Mohammadifard N, Hassannejad R, Najafi F, Farshidi H et al. The relationship between a plant-based diet and mental health: Evidence from a cross-sectional multicentric community trial (LIPOKAP study). PLoS One. 2023;18.
13. Morris MC, Tangney CC, Wang Y, Sacks FM, Barnes LL, Bennett DA et al. MIND diet slows cognitive decline with aging. Alzheimer's and Dementia. 2015;11:1015-22.
14. Morris MC, Tangney CC, Wang Y, Sacks FM, Barnes LL, Bennett DA et al. MIND diet slows cognitive decline with aging. The Journal of the Alzheimer's Association. 2015;11:1015-22.
15. Huang L, Tao Y, Chen H, Chen X, Shen J, Zhao C et al. Mediterranean-Dietary Approaches to Stop Hypertension Intervention for Neurodegenerative Delay (MIND) Diet and Cognitive Function and its Decline: A Prospective Study and Meta-analysis of Cohort Studies. American Journal of Clinical Nutrition. 2023;118:174-82.
16. Chen H, Dhana K, Huang Y. Association of the Mediterranean Dietary Approaches to Stop Hypertension Intervention for Neurodegenerative Delay (MIND) Diet with the Risk of Dementia. JAMA Psychiatry. 2023;6:630-8.
17. Barnes LL, Dhana K, Liu X, Carey VJ, Ventrelle J, Johnson K et al. Trial of the MIND Diet for Prevention of Cognitive Decline in Older Persons. New England Journal of Medicine. 2023;389:602-11.

Capítulo 11

Considerações finais

O conjunto atual de evidências fornece amplo suporte para a existência de relações diretas e indiretas entre nutrição e saúde mental durante toda a vida. No entanto, ainda existem lacunas em sua total compreensão, principalmente sobre as bases fisiológicas dessa relação.

São necessárias pesquisas que possam trazer esclarecimento, por exemplo, sobre como diferentes indivíduos respondem às diferentes intervenções. Embora muitos estudos tenham examinado os efeitos de componentes nutricionais ou alimentos específicos no cérebro e no comportamento, a pesquisa nutricional está mudando o foco dos nutrientes, ou suplementos únicos, para a análise de padrões alimentares – o que é de extrema relevância, uma vez que, dentro do contexto alimentar, os nutrientes agem de forma sinérgica e as interações entre nutrientes afetam sua biodisponibilidade e efeito.

Evidências de que a alimentação da mãe durante a gestação e na primeira infância pode afetar a função cerebral em longo prazo, e de que uma alimentação equilibrada e saudável no decorrer da vida está fortemente associada à redução do risco de declínio cognitivo são sólidas, assim como as evidências de que dietas com alto teor de alimentos ultraprocessados parecem aumentar os riscos de declínio cognitivo e emocional. Apesar disso, carecemos de um entendimento mais minucioso dos mecanismos metabólicos e celulares que suportam tais associações e cada vez mais estudos buscam desvendar essas questões.

Mais pesquisas, concentradas em fatores alimentares e sua associação à fisiopatologia dos transtornos psiquiátricos, são necessárias para que possamos, cada vez mais, esclarecer e orientar o equilíbrio alimentar como fator indispensável na prevenção e no tratamento auxiliar de transtornos mentais. Embora seja restrito o alcance de evidências sobre a relação entre estilos de dieta e saúde mental, novos índices alimentares surgiram na última década e foram validados para que essa abordagem permita aos pesquisadores examinar as ligações entre hábitos alimentares e saúde mental com maior robustez, como o Índice de Alimentação Saudável, o Índice Inflamatório da Dieta e o Índice de Adesão à Dieta Mediterrânea, que já nos trouxeram resultados surpreendentes quando aplicados a estudos clínicos e de intervenção.

Por fim, tudo o que perpassa a intervenção nutricional ou psiquiátrica precisa responder à pergunta: quem é o seu paciente? Os estudos envolvendo suplementação de nutrientes tendem a perder poder estatístico devido à heterogeneidade de efeito, isto é, a suplementação não terá o mesmo efeito para qualquer paciente, e, tirando algumas estratégias pontuais, como suplementação de ômega-3 e metilfolato no período gestacional, muitas abordagens não contam com evidências robustas nem com uma recomendação específica. Assim, é indispensável entender o paciente de forma individualizada. Muito mais do que desenvolver a posologia ideal de um suplemento ou nutriente específico, entender o quadro clínico e psicossocial do paciente é fundamental.

Os estudos orientam a construção de um pensamento clínico, de modo que não se possa mais pensar em um tratamento dos transtornos mentais sem uma abordagem nutricional adjuvante. De forma abrangente, uma alimentação variada, equilibrada, rica em frutas e vegetais e com características anti-inflamatórias deve ser estimulada, já que contribui para a prevenção e o tratamento de inúmeras psicopatologias, bem como a suplementação individualizada. Também devemos considerar o intestino como parte essencial da abordagem, visando à saúde intestinal, diversidade microbiana e integridade da membrana. Para isso, nutrientes específicos podem ser estimulados, inclusive via alimentação, como ômega-3, prebióticos e alimentos ricos em fibras.

O acompanhamento profissional contínuo, em um contexto multidisciplinar, é imprescindível para a efetividade da conduta nutricional.

Tendo em vista todo o conteúdo abordado neste livro, é com esperança e entusiasmo que enxergamos o futuro da Psiquiatria Nutricional, um campo de estudo relativamente novo, mas já bem estabelecido e com potencial para auxiliar não apenas no tratamento e na prevenção dos transtornos psiquiátricos, mas também no cuidado e aprimoramento da saúde mental de todos, desde a gestação até a idade avançada.

Sentimo-nos felizes e honradas por fazer parte da construção e divulgação desse corpo de conhecimento tão valioso. Muito obrigada por ter nos acompanhado até o final.

Roberta e Ana Paula.

Índice remissivo

D

E